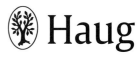

Homöopathische Krankheits-*Bilder*

Mit Cartoons zum passenden Arzneimittel

Band 1

Alexander Gothe (Text)
Julia Drinnenberg (Illustrationen)

488 Abbildungen

Karl F. Haug Verlag · Stuttgart

Bibliografische Information der Deutschen Nationalbibliothek

Die Deutsche Nationalbibliothek verzeichnet diese Publikation in der Deutschen Nationalbibliografie; detaillierte bibliografische Daten sind im Internet über http://dnb.d-nb.de abrufbar.

Anschrift des Autors:

Alexander Gothe
Weidemannstr. 25
34369 Hofgeismar

Anschrift der Illustratorin:

Julia Drinnenberg
Lamerder Str. 10
34369 Hofgeismar

Wichtiger Hinweis: Wie jede Wissenschaft ist die Medizin ständigen Entwicklungen unterworfen. Forschung und klinische Erfahrung erweitern unsere Erkenntnisse, insbesondere was Behandlung und medikamentöse Therapie anbelangt. Soweit in diesem Werk eine Dosierung oder eine Applikation erwähnt wird, darf der Leser zwar darauf vertrauen, dass Autoren, Herausgeber und Verlag große Sorgfalt darauf verwandt haben, dass diese Angabe **dem Wissensstand bei Fertigstellung des Werkes** entspricht.

Für Angaben über Dosierungsanweisungen und Applikationsformen kann vom Verlag jedoch keine Gewähr übernommen werden. **Jeder Benutzer ist angehalten,** durch sorgfältige Prüfung der Beipackzettel der verwendeten Präparate und gegebenenfalls nach Konsultation eines Spezialisten festzustellen, ob die dort gegebene Empfehlung für Dosierungen oder die Beachtung von Kontraindikationen gegenüber der Angabe in diesem Buch abweicht. Eine solche Prüfung ist besonders wichtig bei selten verwendeten Präparaten oder solchen, die neu auf den Markt gebracht worden sind. **Jede Dosierung oder Applikation erfolgt auf eigene Gefahr des Benutzers.** Autoren und Verlag appellieren an jeden Benutzer, ihm etwa auffallende Ungenauigkeiten dem Verlag mitzuteilen.

© 2008 Karl F. Haug Verlag in
MVS Medizinverlage Stuttgart GmbH & Co. KG
Oswald-Hesse-Straße 50, 70469 Stuttgart

Unsere Homepage: www.haug-verlag.de

Printed in Germany

Umschlaggestaltung: Thieme Verlagsgruppe
Cartoons: Julia Drinnenberg, Hofgeismar
Satz und Druck: Druckhaus Götz GmbH, 71636 Ludwigsburg
Satzsystem: CCS Textline

ISBN 978-3-8304-7257-5   1 2 3 4 5 6

Geschützte Warennamen (Warenzeichen) werden **nicht** besonders kenntlich gemacht. Aus dem Fehlen eines solchen Hinweises kann also nicht geschlossen werden, dass es sich um einen freien Warennamen handelt.

Das Werk, einschließlich aller seiner Teile, ist urheberrechtlich geschützt. Jede Verwertung außerhalb der engen Grenzen des Urheberrechtsgesetzes ist ohne Zustimmung des Verlages unzulässig und strafbar. Das gilt insbesondere für Vervielfältigungen, Übersetzungen, Mikroverfilmungen und die Einspeicherung und Verarbeitung in elektronischen Systemen.

Inhalt

Danksagung	VI
Einleitung	1
Kopfschmerzen	4
Allergien und akuter Schnupfen	15
Rachen- und Mandelentzündungen	21
Entzündungen der Nasennebenhöhlen	27
Mittelohrentzündungen	33
Zahnungsbeschwerden	39
Husten	45
Lokale und ausstrahlende Rückenschmerzen	56
Gelenkerkrankungen	67
Muskelkrämpfe	78
Entzündungen der Sehnen und Sehnenscheiden	84
Magenschmerzen	90
Übelkeit und Erbrechen	96
Verstopfung	102
Durchfallerkrankungen	108
Blähungen	114
Bettnässen	120
Erkrankungen der Prostata	126
Entzündungen der unteren Harnwege und der Blase	132
Prellungen	138
Verstauchungen	144
Knochenbrüche	150
Operationstrauma	156
Verbrennungen	162
Sonnenstich und Hitzschlag	168
Wunden	174
Reisekrankheit	180
Schwindel	186
Schlafstörungen	192
Literatur	198
Indikationsverzeichnis	199
Arzneimittelverzeichnis	200

Danksagung

Wir danken Herrn Dr. Sverre Klemp und Herrn Cornelius v. Grumbkow vom Haug Verlag für die sehr gute Zusammenarbeit und Frau Dr. Dagmar Schmidt von der George Vithoulkas Stiftung für die fachliche Beratung.

Julia Drinnenberg
Alexander Gothe

Ich danke meiner lieben Frau Christina für ihren Beistand, ihre Anregungen und ihre tatkräftige Hilfe bei der Korrektur und Fertigstellung des Buches. Danke für die vielen guten Gedanken, die lieben Gesten und die Kraft spendenden Gebete.
Danke für dein Strahlen.

Alexander Gothe

Einleitung

Nach dem großen Erfolg des Buches „Homöopathische Leit-*Bilder*" freuen wir uns, Ihnen unser neues Werk über „Homöopathische Krankheits-*Bilder*" vorstellen zu dürfen.

Die Beschreibung der Arzneimittel erfolgt nun im Gewand bekannter Krankheiten, wobei betont werden soll, dass in der Homöopathie der Name der Krankheit zweitrangig ist. Entscheidend für die Auswahl des Arzneimittels sind die individuellen Begleitsymptome, die sich in einer einzigartigen „Sprache" äußern und vom Behandler erst erkannt und übersetzt werden müssen.

Diese Sprache wird, abhängig von der Ausbildung des Therapeuten, auf unterschiedliche Art und Weise bewertet, und so werden für einen Homöopathen andere Symptome wichtig sein als für einen Schulmediziner, einen Osteopathen oder einen Therapeuten, der mit der traditionellen chinesischen Medizin arbeitet.

Das vorliegende Buch soll nun helfen, wichtige Krankheitssymptome unter homöopathischen Gesichtspunkten zu erkennen, entsprechend zu „übersetzen" und anschließend einem Arzneimittel zuordnen zu können. Es dient dazu, die Sprache der Krankheit zu verstehen, ihre Zeichen zu deuten und zwischen ihren scheinbar ungeordneten Symptomen einen Zusammenhang erkennen zu können.

Die beschriebenen Symptome stellen keine starren und allgemeingültigen Schablonen dar. Sie verstehen sich eher als eine Auswahl verschiedener Teile eines Puzzles, die bei genügender Anzahl, Zusammengehörigkeit und Deutlichkeit das Gesamtbild des benötigten Arzneimittels erkennen lassen.

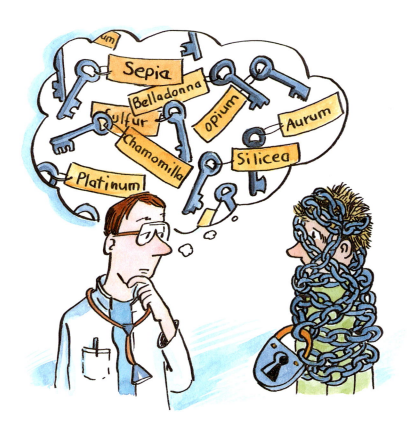

Einleitung

Kleine Mittel?

Mit der festen Überzeugung, dass auch die „kleinen" und unbekannteren Arzneimittel einen wichtigen Platz im „geistigen Arzneischrank" eines Homöopathen einnehmen sollten, wurden im Buch auch einige bisher wenig beachtete Medikamente beschrieben. Dies geschah in der Hoffnung, sie bekannter werden und dadurch „wachsen" zu lassen und unsere Behandlungsmöglichkeiten zu verbessern. Auf dass sie uns Therapeuten nicht mehr als so klein und unbekannt erscheinen mögen…

Die Verlockungen…

Die im Buch beschriebenen Krankheiten stellen oft akute Situationen dar, in denen der Therapeut spontan an ein „vordergründig" passendes Arzneimittel denkt.

Vor einer zu schnellen Verordnung empfehle ich jedoch abzuklären, ob es sich wirklich um eine völlig *neue* Krankheit handelt oder ob die jetzigen Beschwerden immer noch in das „alte" konstitutionelle Bild passen, was der Fall wäre, wenn

- sich die akuten Symptome lediglich als Verstärkungen schon bekannter Beschwerden herausstellen,
- der Gemütszustand, die körperlichen Allgemeinsymptome und die Modalitäten gleich geblieben sind,
- *bei bisher schon homöopathisch behandelten Patienten:* die akuten Symptome auch vom bisherigen Arzneimittel abgedeckt werden (z. B. half eine vor längerer Zeit verabreichte höhere C-Potenz des Arzneimittels Phosphor dem Patienten lange gut und seine jetzigen akuten

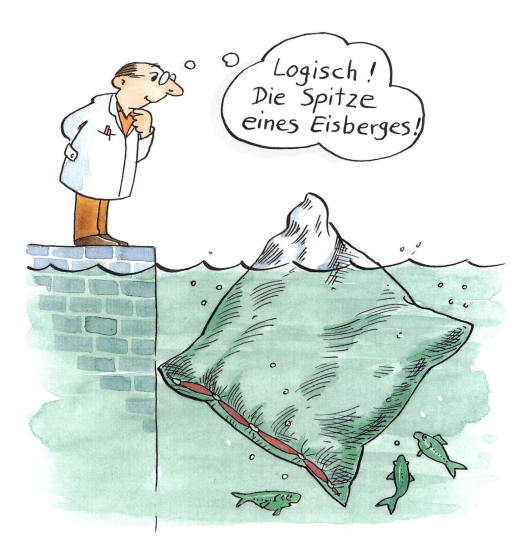

Symptome gehören ebenfalls zum Arzneimittelbild von Phosphor),
- *bei nicht homöopathisch vorbehandelten Patienten*: die akuten Symptome zum eigentlichen chronischen Beschwerdebild/Arzneimittelbild des Patienten gehören (was natürlich, wenn möglich, geduldig erfragt werden muss).

Man sollte in diesen Fällen (wenn die Situation es zulässt) die Gabe des nötigen Arzneimittels mit der Grundkonstitution des Patienten abstimmen und sich nicht zu früh auf die zwar intensiven, aber doch nur oberflächlichen Symptome festlegen. Denn zeigen diese eine Verbindung in die Tiefe des Patienten, so weist die Behandlung des eigentlichen „Grundzustandes" langfristig deutlich bessere Ergebnisse auf als die Behandlung mit einem verlockend einfachen „Akutmittel".

Hierzu ein Beispiel: Wenn ein Patient mit akuten Rückenschmerzen Ihre Praxis aufsucht und sich seine Symptome durch Kälte und Ruhe verschlimmern, durch Wärme und fortgesetzte Bewegung jedoch bessern, so könnte dies natürlich spontan auf das Arzneimittel *Rhus toxicodendron* hinweisen. Es könnte sich jedoch auch um ein akutes Aufflackern einer eigentlich „konstitutionellen" *Lycopodium*- oder *Sepia*-Schicht handeln, die mit ähnlichen Beschwerden einhergeht!

Eine wirklich neue und auch als neu zu behandelnde Krankheit zeigt sich im Gegensatz dazu an jetzt z. B. deutlichen Veränderungen des Gemütes, der körperlichen Allgemeinsymptome und auch der Modalitäten!

Stellt sich also bei der Krankenbefragung heraus, dass der Patient vor diesen akuten Beschwerden stets ruhig und ausgeglichen war und nun unruhig hin und her geht, er vorher warmblütig war und nun plötzlich friert, er früher nie Durst hatte und nun plötzlich ein starkes Verlangen nach kalter Milch verspürt, was er so noch nicht kannte: wenn sich also deutlich *grundlegende* Eigenschaften verändern, dann erst ist der Einsatz eines neuen Arzneimittels für diese Situation gerechtfertigt.

Laut Paul Herscu, einem bedeutenden amerikanischen Homöopathen, ist der vorschnelle Einsatz eines akuten Arzneimittels ohne vorherigen Abgleich mit den konstitutionellen Eigenschaften des Patienten eine der größten und häufigsten Fehlentscheidungen in der therapeutischen Praxis.

Zum Aufbau des Buches

Das Buch beschreibt eine Auswahl verschiedener Krankheiten, deren Ursachen, Wesen und Pathologie in einer allgemeinen Einführung erklärt werden. Die Einführung enthält schulmedizinisches, aber oft auch osteopathisches Hintergrundwissen und soll andere Möglichkeiten aufzeigen, mit welchen das Phänomen und die Eigenschaften dieser Krankheit betrachtet werden können.

Anschließend werden homöopathische Arzneimittel für die Behandlung der Erkrankung vorgestellt. Ein Teil dieser Mittel wird stichpunktartig anhand wesentlicher Merkmale und Leitsymptome beschrieben, denen ausführlichere Arzneimittelbeschreibungen mit prägnanten Zeichnungen der charakteristischen Symptome folgen.

Kopfschmerzen

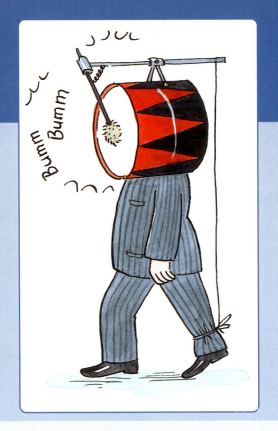

können durch eine Vielzahl unterschiedlicher Faktoren verursacht werden. Sie entstehen häufig durch Dysfunktionen im Bereich des Schädels, der Hirn- und Rückenmarkshaut, der Halswirbelsäule sowie durch Spannungsübertragungen aus dem Brustkorb und den Verdauungsorganen. Daneben sind oft auch hormonelle Störungen, ein zu hoher oder zu niedriger Blutdruck oder andere internistische Krankheiten für die Schmerzen verantwortlich. Abgesehen von diesen körpereigenen Gründen können Kopfschmerzen aber auch durch äußere Einflüsse wie Medikamente, Nahrungs- und Genussmittel, die Witterung und besonders durch Stress, Leistungsdruck und psychosoziale Faktoren hervorgerufen werden.

Wichtige Arzneimittel für Patienten, die unter Kopfschmerzen leiden:

Belladonna, Cimicifuga, Glonoinum, Iris versicolor, Melilotus officinalis, Natrium muriaticum, Pulsatilla, Sepia, Spigelia anthelmia, Thuja officinalis

Weitere mögliche Arzneimittel:

Bryonia alba (Weiße Zaunrübe)

- Kopfschmerzen häufig über dem linken Auge oder der linken Schläfe
- schlimmer durch geringste Bewegungen, selbst schon der Augen oder Augenlider
- besser durch Druck, Patient liegt daher bevorzugt auf der schmerzhaften Seite
- reizbare Patienten, die am liebsten in Ruhe gelassen werden wollen

Gelsemium (Gelber Jasmin)

- Kopfschmerzen in Verbindung mit Schläfrigkeit, Benommenheit und Sehstörungen
- Patient kann den Kopf kaum aufrecht halten, Augenlider hängen herab
- Kopfschmerzen bei Erkältungskrankheiten, durch Überhitzung, nach geistigen Anstrengungen, schlechten Nachrichten oder aus Furcht vor anstehenden Ereignissen
- Besserung der Kopfschmerzen nach dem Urinieren

Ignatia amara (Ignatiusbohne)

- Kopfschmerzen durch Kummer, bei nervösen und hysterischen Patienten
- Schmerz fühlt sich oft an „wie von einem Nagel"
- schlimmer durch geistige Anstrengungen, Zigarettenrauch und Kaffee
- besser nach dem Urinieren, durch Druck, Schließen der Augen sowie durch Alkohol

Natrium sulfuricum (Glaubersalz)

- Kopfschmerzen nach einer Kopfverletzung
- besser durch Druck oder durch Abspülen des Kopfs mit kaltem Wasser
- Schmerzen werden oft von Depressionen oder Verdauungsbeschwerden begleitet

Nux vomica (Brechnuss)

- Kopfschmerzen bei überarbeiteten und reizbaren Patienten
- beginnen oft schon morgens im Bett, vor allem nach Alkohol am Vorabend („Kater")
- schlimmer durch geistige Anstrengungen, Ärger, Stress und andere äußere Reize

Kopfschmerzen

Belladonna (Tollkirsche)

Die für Belladonna typischen Kopfschmerzen beginnen sehr plötzlich und entwickeln ein äußerst heftiges Schmerzgeschehen. Der Kopf ist rot und gestaut, die Halsschlagadern pulsieren kräftig, der Patient ist erregt und überempfindlich gegen Licht, Geräusche und Bewegungen. Der Schmerz hämmert im Pulsrhythmus, drückt den Schädel heftig nach außen und raubt den Patienten fast die Besinnung. Einzig durch Ruhe, halbaufrechtes Liegen im Dunkeln, festen Druck und kalte Anwendungen auf dem Kopf lassen sich die Schmerzen etwas lindern.

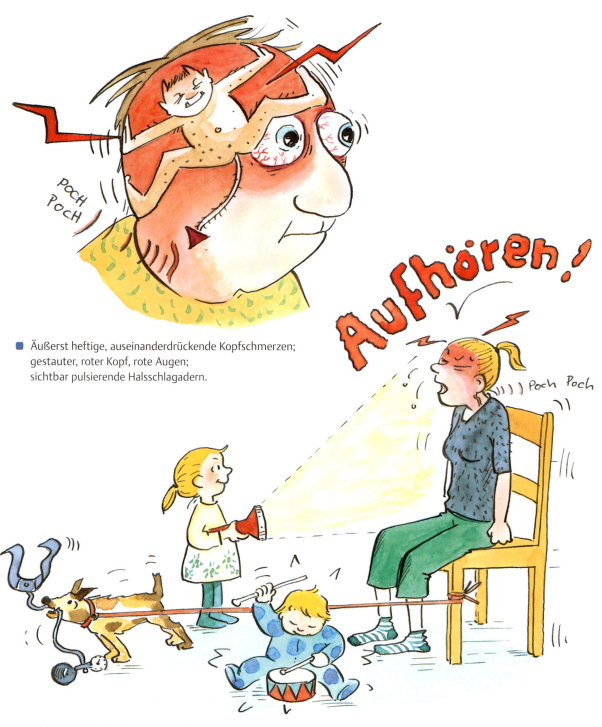

- Äußerst heftige, auseinanderdrückende Kopfschmerzen; gestauter, roter Kopf, rote Augen; sichtbar pulsierende Halsschlagadern.

- Schlimmer durch Licht, Lärm, Erschütterungen oder andere Bewegungen.

Kopfschmerzen

Cimicifuga (Wanzenkraut)

Die Kopfschmerzen von Cimicifuga treten oft im Zusammenhang mit starken Nackenverspannungen auf. Die Halswirbelsäule fühlt sich ausgesprochen steif an, viele Patienten beschreiben hierbei das Gefühl eines Pflocks oder Bolzens, der sich vom Nacken in den Kopf schiebt. Diese Steifheit spiegelt sich auch im Gemüt der Patienten wieder, denn wegen der massiven Schmerzen können sie kaum denken, sind stumpfsinnig und betrübt.

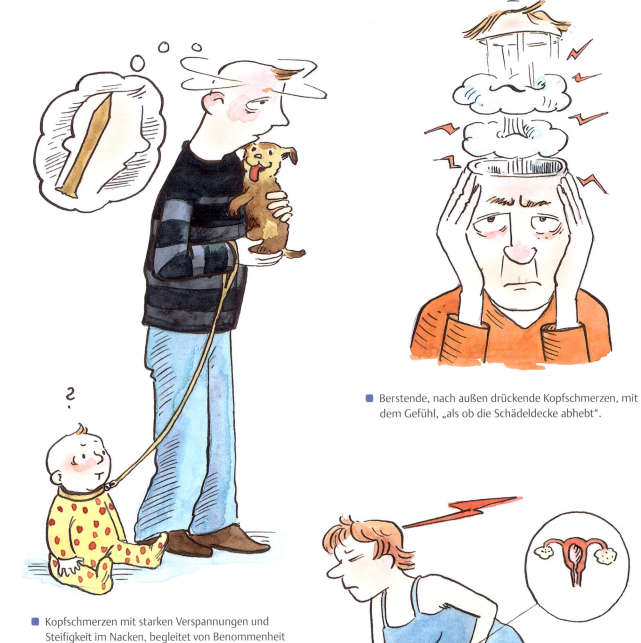

■ Berstende, nach außen drückende Kopfschmerzen, mit dem Gefühl, „als ob die Schädeldecke abhebt".

■ Kopfschmerzen mit starken Verspannungen und Steifigkeit im Nacken, begleitet von Benommenheit und Verwirrung.

■ Kopfschmerzen in Verbindung mit genitalen Beschwerden.

Kopfschmerzen

Glonoinum (Nitroglyzerin)

Glonoinum-Kopfschmerzen entstehen durch einen starken Überdruck im Kreislaufsystem und sind den *Belladonna*-Beschwerden sehr ähnlich. Der Kopf ist (meistens) rot und gestaut, die Halsschlagadern pulsieren, und durch die Heftigkeit der Schmerzen sind die Patienten sehr benommen. Die Schmerzen sind extrem, sie hämmern im Pulsrhythmus, drücken nach außen und der Kopf scheint explodieren zu wollen. Durch Gegendruck z. B. durch Halten des Kopfs mit den Händen oder kalte Anwendungen lassen sich die Beschwerden verringern.

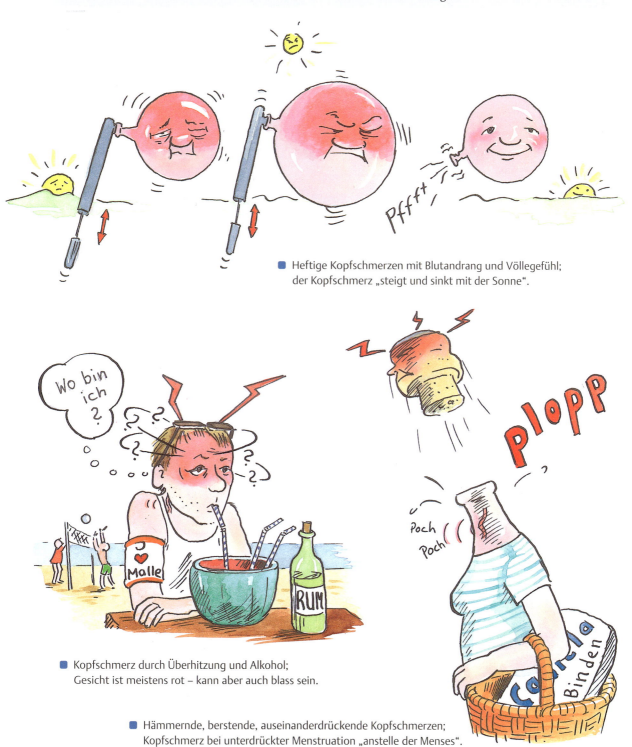

● Heftige Kopfschmerzen mit Blutandrang und Völlegefühl; der Kopfschmerz „steigt und sinkt mit der Sonne".

● Kopfschmerz durch Überhitzung und Alkohol; Gesicht ist meistens rot – kann aber auch blass sein.

● Hämmernde, berstende, auseinanderdrückende Kopfschmerzen; Kopfschmerz bei unterdrückter Menstruation „anstelle der Menses".

Kopfschmerzen

Iris versicolor (Buntfarbige Schwertlilie)

Die für Iris typischen Kopfschmerzen gehen oft mit starken Sehstörungen einher und können so heftig sein, dass die Patienten unter Umständen sogar kurzzeitig erblinden. Die Schmerzen sind äußerst intensiv, werden oft von Übelkeit und Erbrechen begleitet und treten häufig in Phasen der Entspannung nach vorheriger Anstrengung auf. Eine andere Auffälligkeit zeigt sich in einer Periodizität der Schmerzanfälle, die den Patienten regelmäßig in wöchentlichen Abständen und meistens auch noch am Wochenende heimsuchen.

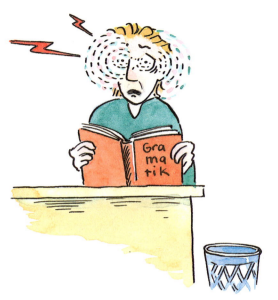

- Rechtsseitige Kopfschmerzen, die mit Sehstörungen beginnen ...

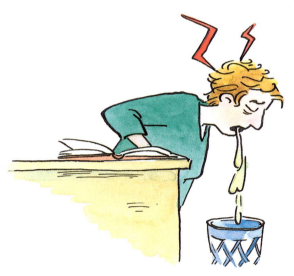

- ... und mit Erbrechen enden.

- Kopfschmerz in Zeiten der Ruhe.

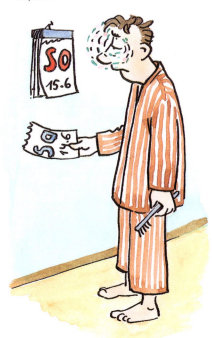

- Vermehrter Harnabgang vor, während oder nach den Kopfschmerzen.

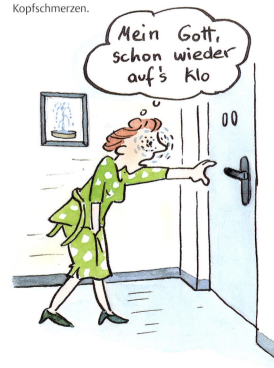

Kopfschmerzen

Melilotus officinalis (Steinklee)

Melilotus-Kopfschmerzen entwickeln sich durch einen starken inneren Überdruck und Blutandrang im Kopf. Der Patient spürt die Völle im Kopf, seine Halsschlagadern pulsieren, und das Gesicht ist meistens sehr rot. Die Symptome werden dann so intensiv, dass der Körper sich seiner natürlichen Ventilmechanismen bedienen muss – sich durch Erbrechen oder Blutungen erleichtert – und es dadurch schafft, den Druck und die Schmerzen wieder zu lindern.

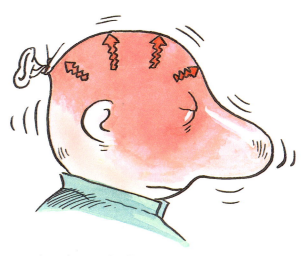

● Blutandrang und Völle im Kopf …

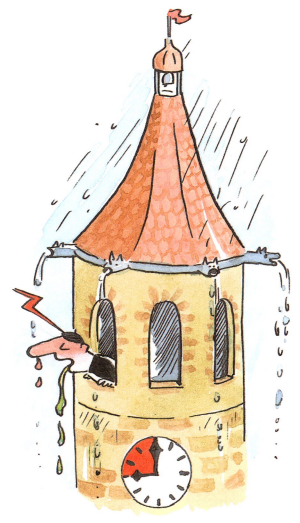

● … führen oft zu Kopfschmerzen mit Erbrechen oder Nasenbluten, schlimmer von 9 Uhr bis 12 Uhr vormittags.

● Besser durch Absonderungen, z. B. Blutungen oder Urinieren.

Kopfschmerzen

Natrium muriaticum (Kochsalz)

Natrium-muriaticum-Kopfschmerzen entwickeln sich häufig durch Kummer oder unterdrückten Ärger, wobei die auslösenden Ereignisse unter Umständen schon Jahre zurück liegen können und nicht immer leicht zu erfragen sind. Die Schmerzen im Kopf sind äußerst heftig und werden häufig als hämmernd oder berstend beschrieben. Sie gehen oft mit Sehstörungen einher und verschlimmern sich durch Sonneneinwirkung, im warmen Zimmer oder durch Überanstrengung. Kalte Anwendungen am Kopf bessern die Beschwerden.

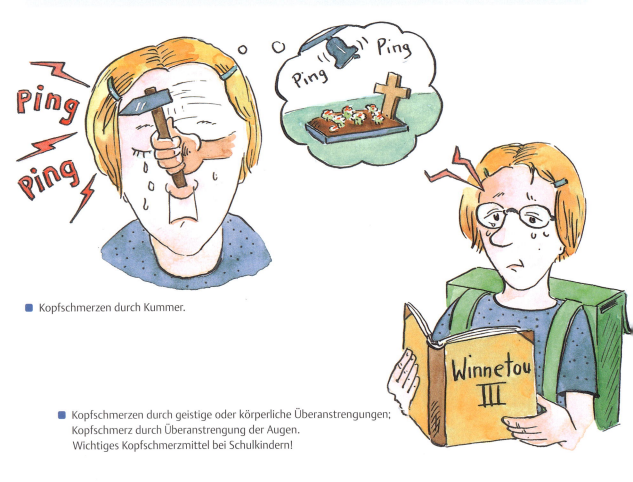

- Kopfschmerzen durch Kummer.

- Kopfschmerzen durch geistige oder körperliche Überanstrengungen; Kopfschmerz durch Überanstrengung der Augen. Wichtiges Kopfschmerzmittel bei Schulkindern!

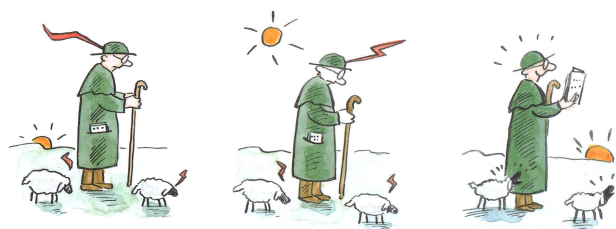

- Kopfschmerzen „kommen und gehen mit der Sonne".

Kopfschmerzen

Pulsatilla (Küchenschelle)

Pulsatilla-Kopfschmerzen werden oft durch Störungen des Kreislauf- oder des Hormonsystems verursacht. Sie verschlimmern sich durch Überhitzung, vor allem in stickigen, warmen Räumen und bessern sich auffallend an der frischen, kühlen Luft.

Ebenso wie die schnell wechselnden Stimmungen der Pulsatilla-Patienten zeigen sich auch die Schmerzen sehr veränderlich. Sie wechseln häufig die Lokalisation am Kopf oder verändern ihre Schmerzqualität und sind daher vom Patienten oft nur schwer zu beschreiben.

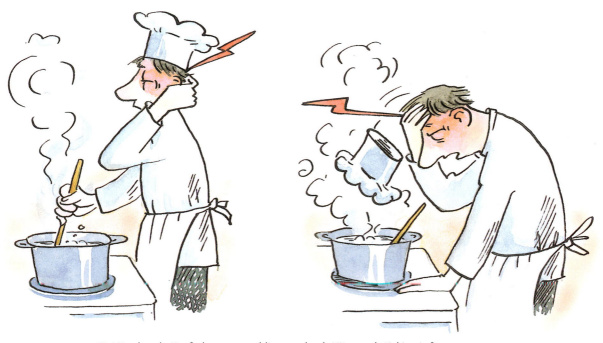

● Wandernde Kopfschmerzen, schlimmer durch Hitze und stickige Luft.

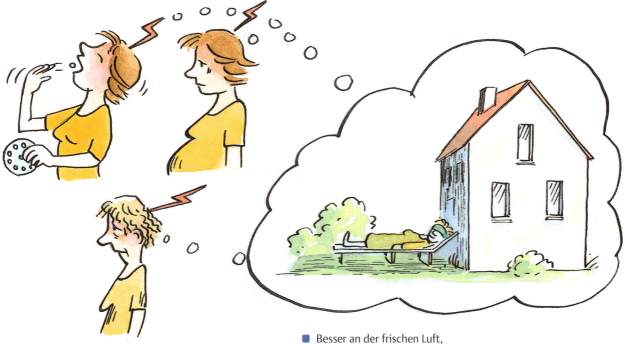

● Kopfschmerzen durch hormonelle Umstellungen (Antibabypille, Schwangerschaft, Wechseljahre).

● Besser an der frischen Luft, durch Druck oder kalte Anwendungen sowie beim Liegen mit hochgelagertem Kopf.

Kopfschmerzen

Sepia (Tintenfisch)

Sepia-Kopfschmerzen zeigen sich oft im Zusammenhang mit weiblichen Themen, denn sie treten gehäuft während der Menstruation, der Schwangerschaft und in den Wechseljahren auf. Sie haben einen Bezug zum Magen und sind oft mit starker Übelkeit, einem Leeregefühl im Magen und großem Hunger verbunden. Durch Essen, Liegen im Dunkeln und Schlafen geht es den Patienten besser. Auffallend ist die ungewöhnliche Linderung der Beschwerden durch kräftige körperliche Anstrengung.

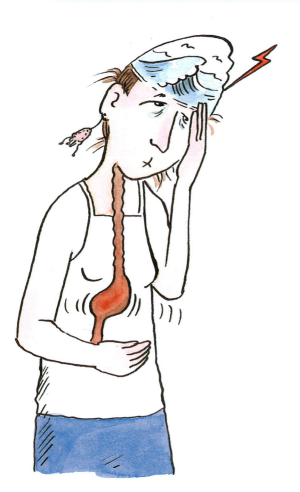

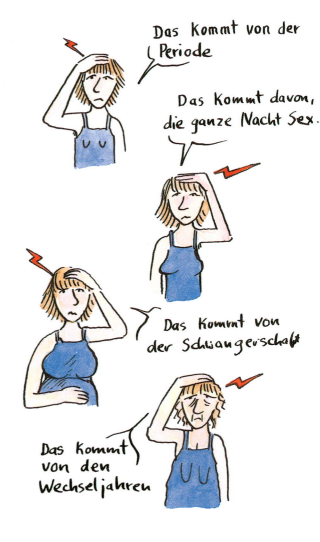

■ Linksseitige, oft wellenartige Kopfschmerzen; häufig verbunden mit Übelkeit, Hunger und Leeregefühl im Magen.

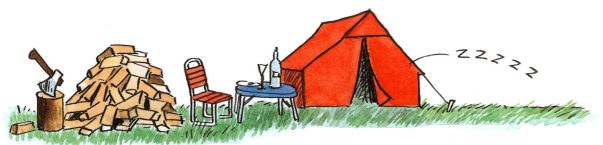

■ Frische Luft, kräftige Anstrengungen, Essen und Schlaf bessern die Schmerzen.

Kopfschmerzen

Spigelia anthelmia (Wurmkraut)

Die Kopfschmerzen von Spigelia sind äußerst heftig! Die Patienten klagen über intensive, stechende, neuralgische Schmerzen, die entweder sehr lokal an nur einer kleinen Stelle zu finden sind oder aber zu den Augen, dem Gesicht oder dem Hinterkopf ausstrahlen. Die Schmerzen werden schon durch kleinste Reize verschlimmert und können oft nur beim ruhigen Liegen mit hochgelagertem Kopf und geschlossenen Augen gelindert werden.

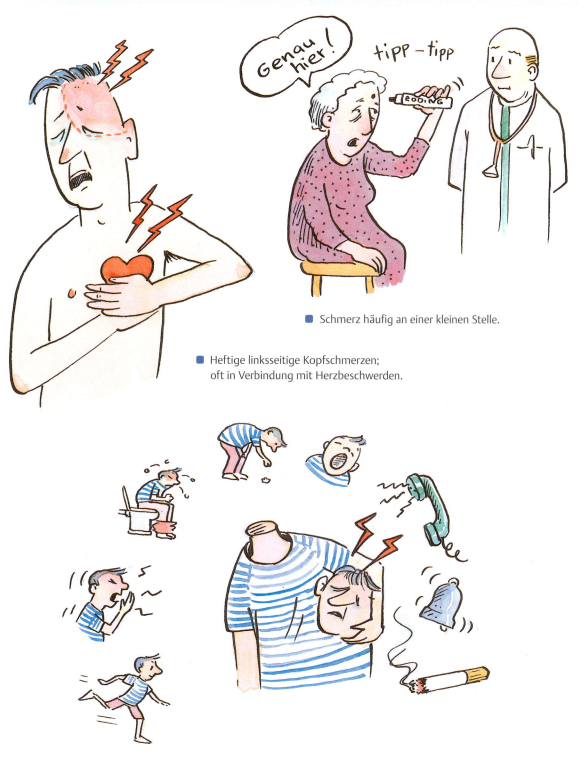

- Heftige linksseitige Kopfschmerzen; oft in Verbindung mit Herzbeschwerden.

- Schmerz häufig an einer kleinen Stelle.

- Schlimmer durch Gehen, Husten, Pressen, Bücken, Öffnen des Munds, Sprechen, Geräusche, Rauch.

Kopfschmerzen

Thuja occidentalis (Lebensbaum)

Auffallendes Merkmal eines Thuja-Kopfschmerzes ist die Empfindung eines Nagels oder Pflocks, der sich von der Stirn bis in den Hinterkopf schiebt. Der Schmerz wird durch Liegen verschlimmert und zwingt die Patienten oft dazu, das Bett wieder zu verlassen. Durch Umhergehen, Streckung des Kopfs nach hinten, aber auch durch Druck auf den Kopf geht es ihnen wieder besser.

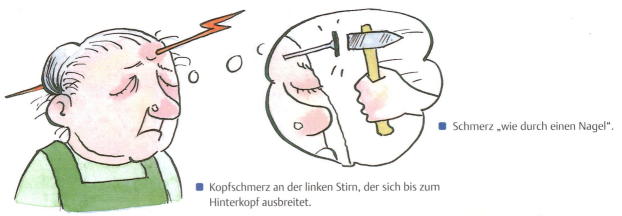

- Schmerz „wie durch einen Nagel".
- Kopfschmerz an der linken Stirn, der sich bis zum Hinterkopf ausbreitet.

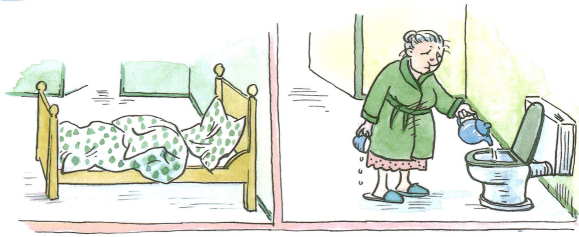

- Schlechter im Liegen: „Der Schmerz treibt mich nachts aus dem Bett."
- Schlechter durch Trinken von Tee.

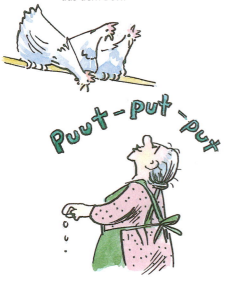

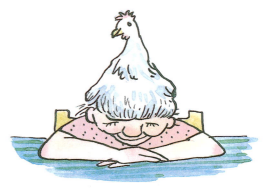

- Besser durch Druck und warme Anwendungen.
- Besser durch Strecken des Kopfs nach hinten.

Allergien und akuter Schnupfen

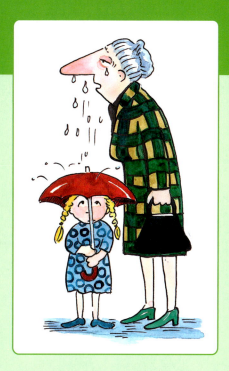

sind Zeichen einer übertriebenen Immunabwehr, die den Menschen vor unerwünschtem „Besuch" schützen soll. Der Kontakt des Organismus mit körperfremden, aber harmlosen Substanzen ereignet sich viele Male am Tag und geht normalerweise unbemerkt und friedlich vor sich. Das misstrauische Immunsystem eines Allergikers hat einzelne dieser „Besucher" jedoch nach einem früheren ersten Treffen als feindlich eingestuft und plant im Laufe einer sogenannten Sensibilisierungsphase abwehrende Maßnahmen gegen sie. Bei einem erneuten Kontakt entstehen dann völlig übertriebene Abwehrreaktionen, die sich durch die langen Zeiträume einer „Invasion", z.B. in Zeiten des Pollenflugs, durch wochenlange allergische Beschwerden mit Schnupfen oder anderen Absonderungen äußern können.

> **Wichtige Arzneimittel für Patienten, die unter Allergien und akutem Schnupfen leiden:**
>
> Allium cepa, Apis mellifica, Arsenicum album, Euphrasia officinalis, Sabadilla officinalis

Weitere mögliche Arzneimittel:

Arsenicum jodatum (Arsentrijodid)

- Schnupfen mit wund machenden Nasenabsonderungen, die entweder wässrig oder dicklich und gelb „wie Honig" sind
- ständiger Drang zu Niesen
- Patient erinnert an *Arsenicum album,* ist aber warmblütig

Arum triphyllum (Zehrwurzel)

- Schnupfen mit sehr scharfen und wund machenden Nasenabsonderungen, Nase fühlt sich verstopft an, Patient atmet nur durch den Mund
- unwiderstehlicher Drang, in der Nase zu bohren und an ihr zu zupfen, bis sie blutet

Dulcamara (Bittersüß)

- Schnupfen mit ständigem Niesreiz, nach Durchnässung, feuchtkaltem Wetter oder der allgemeinen Abkühlung im Spätsommer und Herbst
- Heuschnupfen durch frisch gemähtes Gras
- Besserung der Beschwerden im warmen Zimmer

Gelsemium (Gelber Jasmin)

- Schnupfen mit starker Schläfrigkeit und Schwäche
- Patient muss vor allem am Morgen heftig niesen und ist dadurch sehr erschöpft
- Augenlider sind schwer und hängen herunter, Frostschauer laufen den Rücken auf und ab
- Beschwerden durch schlechte Nachrichten oder durch Erwartungsspannung vor einem Ereignis

Natrium muriaticum (Kochsalz)

- wässrige, eiweißartige Nasenabsonderungen mit Verstopfungsgefühl
- Geruchs- und Geschmacksverlust während des Schnupfens
- Verschlimmerung der Nasenverstopfung im Freien
- oft ernste oder aber übertrieben fröhliche Patienten

Allergien und akuter Schnupfen

Allium cepa (Küchenzwiebel)

Die Schnupfensymptome von Allium cepa ähneln den Beschwerden, die auch beim Schälen einer Küchenzwiebel auftreten. Die Augen sondern eine milde Tränenflüssigkeit ab, und aus der Nase läuft viel wässriges und wund machendes Sekret. Durch die stark angeschwollene Nasenschleimhaut fühlen sich die Patienten ausgesprochen scheußlich, sind benommen und können nicht klar denken. Gegen Nachmittag, beim Aufenthalt in warmen Räumen oder auch durch den Kontakt mit Blumen verschlimmern sich die Beschwerden.

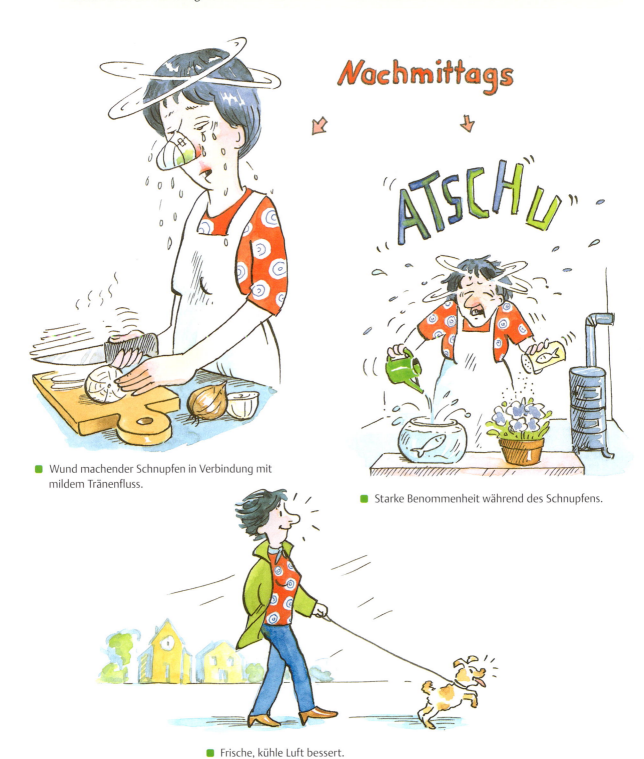

■ Wund machender Schnupfen in Verbindung mit mildem Tränenfluss.

■ Starke Benommenheit während des Schnupfens.

■ Frische, kühle Luft bessert.

Allergien und akuter Schnupfen

Apis mellifica (Honigbiene)

Ein Apis-Zustand entwickelt sich oft im Rahmen einer akuten allergischen Reaktion. Das Gesicht wird heiß, verfärbt sich rot und schwillt massiv an, vor allem an den Augenlidern und Lippen. Die Augen sind dabei unter Umständen so zugeschwollen, dass sie kaum noch zu öffnen sind. Die betroffenen Hautregionen schmerzen brennend oder stechend und sind extrem berührungsempfindlich.

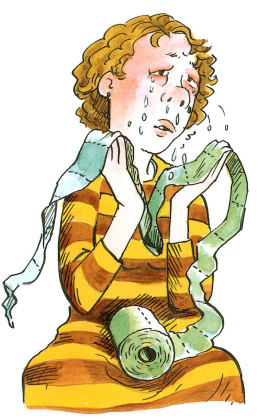

- Allergischer Schnupfen mit starken Schwellungen des Gesichts.

- Hitze, Brennen und Blutandrang am Kopf, schlechter durch Wärme und Berührung.

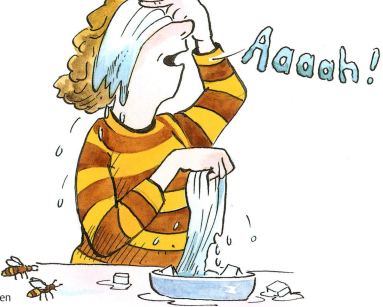

- Deutliche Besserung der Beschwerden durch kalte Anwendungen.

Allergien und akuter Schnupfen

Arsenicum album (Weißes Arsenik)

Arsenicum album ist bekannt als ein Arzneimittel für Beschwerden der rechten Körperhälfte und für brennende Schmerzen, die sich durch Hitze bessern. Diese Merkmale zeigen sich auch bei Allergien und Nasensymptomen! Meist ist nur das rechte Nasenloch verschnupft und der Patient leidet unter brennenden Schmerzen in der Nase, den Augen und im Hals, die sich jedoch durch äußere Hitze oder heiße Getränke bessern. Trotz der verstopften Nase sondert sich Sekret ab, das sehr scharf ist und die Haut unter der Nase wund werden lässt.

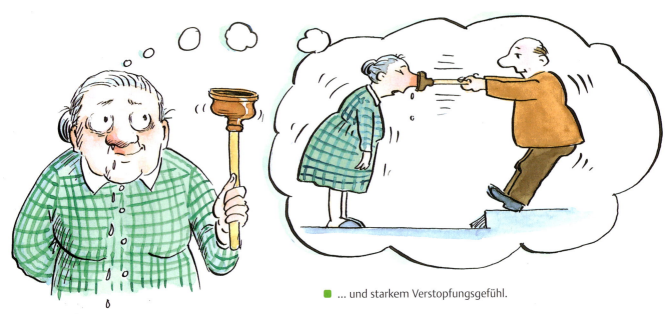

- Rechtsseitiger, wund machender Schnupfen mit reichlichen Absonderungen ...
- ... und starkem Verstopfungsgefühl.

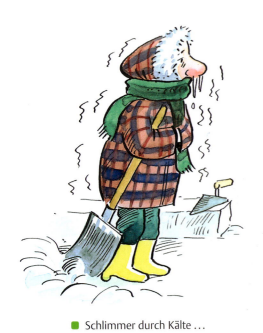

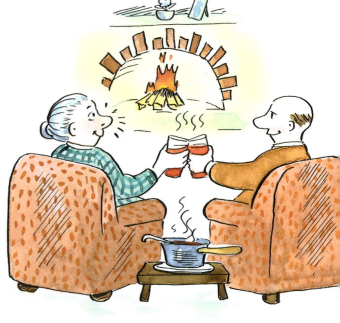

- Schlimmer durch Kälte ...
- ... aber besser durch Hitze und warme Getränke.

Euphrasia officinalis (Augentrost)

Im genauen Gegensatz zu *Allium cepa* zeigen sich bei Euphrasia scharfe, wund machende Augenabsonderungen in Kombination mit einem milden Nasenausfluss. Die Augen sind gereizt, jucken und sind sehr lichtempfindlich, was die Patienten zu ständigem Blinzeln oder Reiben der Augen zwingt. Durch das Blinzeln, das Wischen an den Augen oder auch in der Dunkelheit bessern sich die Beschwerden.

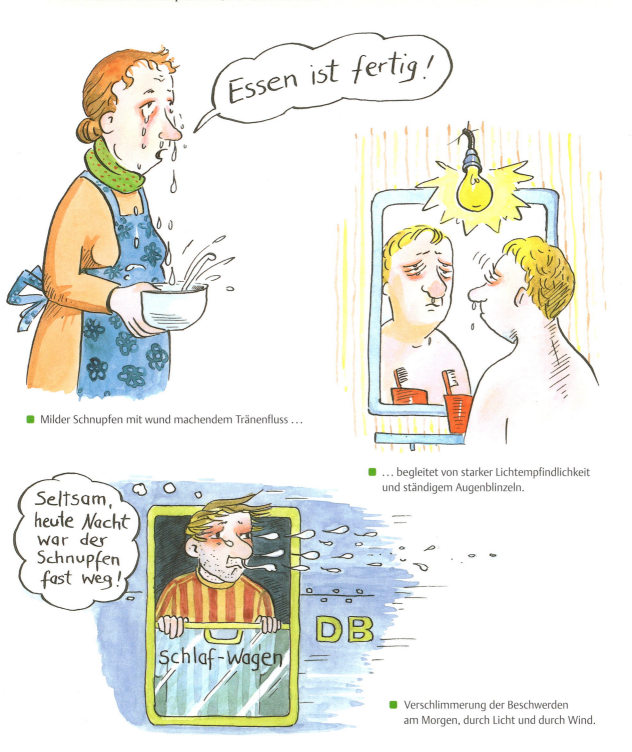

- Milder Schnupfen mit wund machendem Tränenfluss …
- … begleitet von starker Lichtempfindlichkeit und ständigem Augenblinzeln.
- Verschlimmerung der Beschwerden am Morgen, durch Licht und durch Wind.

Allergien und akuter Schnupfen

Sabadilla officinalis (Läusekraut)

Das Arzneimittel Sabadilla ist bei allergischen Erkrankungen mit andauerndem Kitzeln in der Nase und heftigsten Niesattacken angezeigt. Die Patienten müssen so häufig hintereinander niesen, dass sie danach oft absolut erschöpft sind und erst einmal Ruhe brauchen. An frischer und kühler Luft verschlimmern sich die Beschwerden, vor allem aber dann, wenn diese durch Blütenpollen belastet ist.

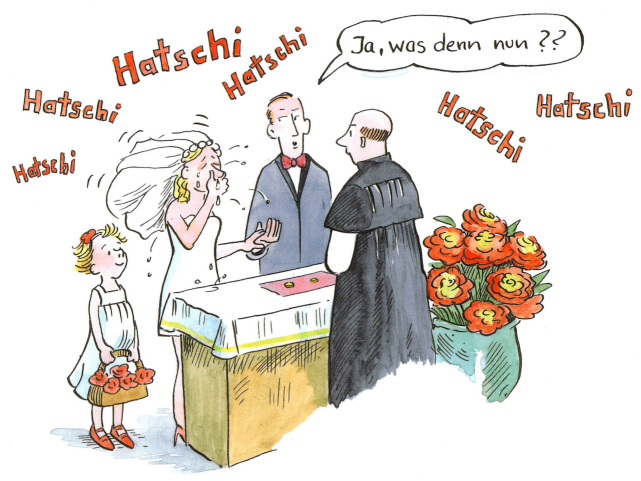

- Schnupfen mit starkem Kitzeln in der Nase, das zu häufigen Niesattacken führt.

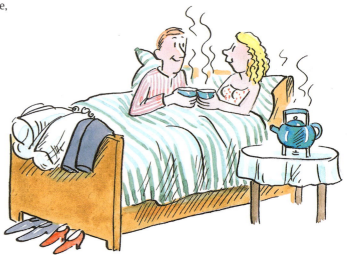

- Besserung der Beschwerden durch Wärme oder warme Getränke.

Rachen- und Mandelentzündungen

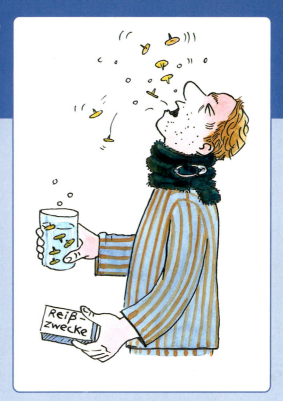

entwickeln sich im Rahmen einer Abwehrschwäche, die das lymphatische „Bollwerk" im Hals und Rachenbereich kurz- oder langfristig überfordert. Sie können also akut auftreten oder auch einen lang andauernden chronischen Verlauf nehmen. Durch die Schwäche der körpereigenen Abwehr dringen Bakterien oder Viren in das Lymphgewebe der Mandeln oder des Rachenrings vor und verursachen die Entzündung. Das geeignete homöopathische Medikament unterbricht diese Vorgänge, indem es das Immunsystem wieder stärkt, dem Organismus die Möglichkeit gibt, die Erreger selbst unschädlich zu machen und somit zur Ausheilung der Erkrankung führt.

> **Wichtige Arzneimittel für Patienten, die unter einer Rachen- und Mandelentzündung leiden:**
>
> Apis mellifica, Cistus canadensis, Lachesis muta, Mercurius jodatus flavus, Mercurius jodatus ruber, Phytolacca decandra

Weitere mögliche Arzneimittel:

Aconitum napellus (Sturmhut)

- plötzlich beginnende Entzündung durch Unterkühlung oder Aufenthalt in kaltem Wind
- trockener Hals und großer Durst
- starke Schmerzen beim Schlucken
- hohes Fieber mit heißer und trockener Haut
- ruhelose und ängstliche Patienten

Belladonna (Tollkirsche)

- plötzliche Entzündung des Rachens und der Mandeln, vor allem auf der rechten Seite
- schlimmer durch Berührung, Erschütterung, Drehen des Kopfs und beim Schlucken
- hohes Fieber mit heißem, rotem Gesicht, aber kalten Händen und Füßen

Dulcamara (Bittersüß)

- Entzündung des Rachens und der Mandeln durch nasskaltes Wetter oder nach Durchnässung im Schwimmbad
- Hals ist trocken und schmerzt beim Schlucken

Hepar sulfuris (Kalkschwefelleber)

- spätere Entzündungsstadien mit Eiterung
- starke splitterartige, stechende Schmerzen im Hals
- schlimmer durch kalte Speisen und Getränke sowie durch kalte Luft
- Patient hält den Hals stets sorgfältig bedeckt und hat eine mürrische Abneigung dagegen, berührt und untersucht zu werden

Lycopodium clavatum (Bärlapp)

- rechtsseitige Mandel- oder Rachenentzündung, die sich später nach links ausbreiten kann
- Hals ist trocken und schmerzt beim Schlucken
- Patient ist oft durstlos
- Verschlimmerung der Beschwerden von 16–20 Uhr
- Besserung durch warme Speisen und Getränke

Rachen- und Mandelentzündungen

Apis mellifica (Honigbiene)

Die typischen Zeichen eines Bienenstichs finden sich auch bei der Apis-Halsentzündung. Das Zäpfchen und vor allem die rechte Mandel sind stark geschwollen, glänzen und zeigen eine deutliche Rötung. Die Patienten leiden unter stechenden oder brennenden Schmerzen, die sich durch Wärme und Berührungen am Hals verschlimmern. Kühle Luft oder kalte Speisen und Getränke bessern hingegen, wobei auffällt, dass die Patienten trotz ihrer Hitze und ihres meist trockenen Munds kaum Durst verspüren.

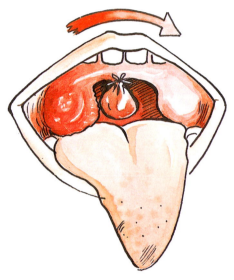

- Entzündung und Schwellung der rechten Mandel, die sich später oft auf die linke Seite ausbreitet; sackartige Schwellung des Zäpfchens.

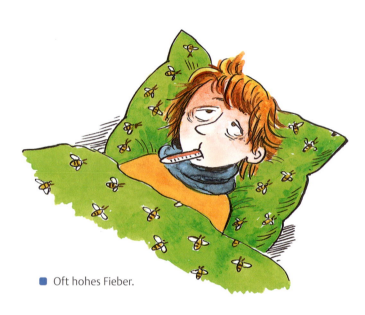

- Oft hohes Fieber.

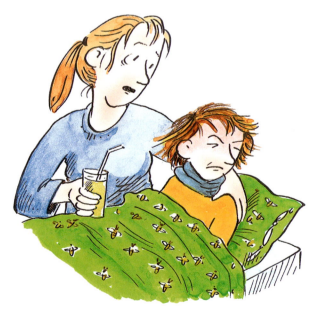

- Trockener Mund mit Durstlosigkeit ...

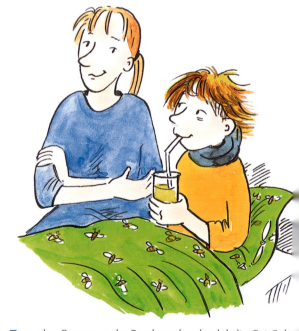

- ... aber Besserung der Beschwerden durch kalte Getränke.

Cistus canadensis (Kanadische Zistrose)

Patienten, die Cistus canadensis benötigen, frieren stets und leiden dazu noch unter auffallenden inneren Kälteempfindungen. Diese erstrecken sich oft vom Nasen-Rachen-Raum bis in die unteren Atemwege oder auch in den Bauch. Entgegengesetzt zur inneren Kälte zeigen sich auftretende Schmerzen jedoch oft als brennend. Sie verschlimmern sich bei jedem Atemzug, vor allem aber beim Einatmen von kalter Luft. Der Rachen ist gerötet und sehr trocken, weshalb die Patienten ständig schlucken müssen, um ihn wieder zu befeuchten.

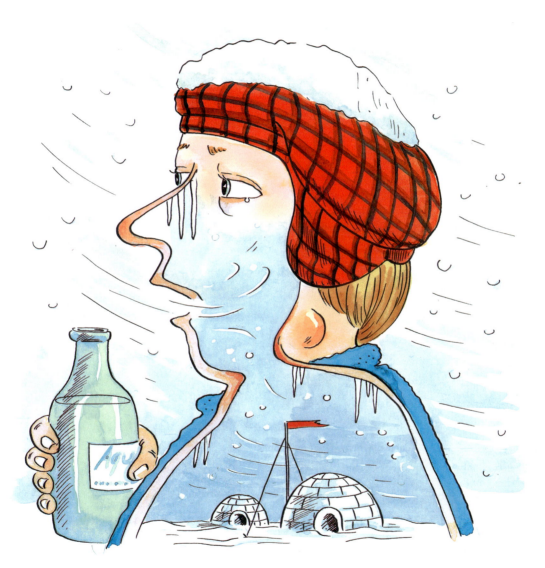

- Frierende Patienten mit starken innerlichen Kälteempfindungen; Halsschmerzen, die sich beim Einatmen von kalter Luft verschlimmern; Schwellung der Halslymphknoten.

Rachen- und Mandelentzündungen

Lachesis muta (Buschmeisterschlange)

Die für Lachesis typischen Halsschmerzen beginnen auf der linken Seite und wandern später oft nach rechts. Der Rachen ist stark entzündet, schwillt an und verfärbt sich dunkelrot bis purpurfarben. Wegen der Schwellungen klagen die Patienten über ein Kloßgefühl im Hals, das sie zum ständigen Schlucken zwingt, was ihnen aber nur eine kurzzeitige Besserung verschafft. Der äußere Hals ist sehr berührungsempfindlich und verträgt keinerlei Einengungen.

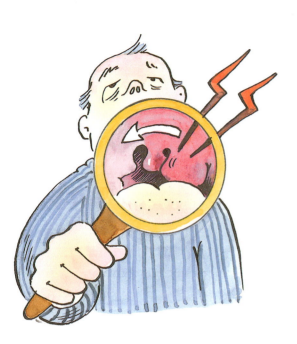

- Linksseitige Entzündung und Schwellung, die sich später nach rechts erstreckt.

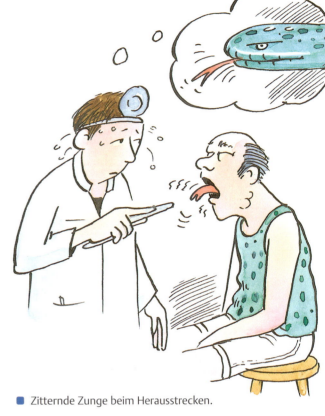

- Zitternde Zunge beim Herausstrecken.

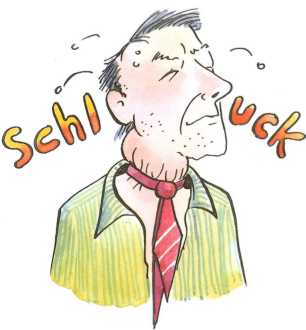

- Kloßgefühl im Hals mit ständigem Schluckzwang.

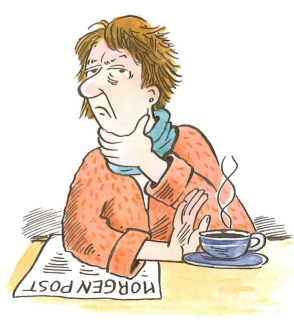

- Verschlimmerung am Morgen, durch heiße Getränke und Berührungen am Hals.

Rachen- und Mandelentzündungen

Mercurius jodatus flavus (Gelbes Quecksilber), Mercurius jodatus ruber (Rotes Quecksilber)

Neben ihren lokalen Symptomen zeigen beide Arzneimittel deutliche Parallelen zu *Mercurius solubilis*. Die Halsentzündungen beginnen betont auf jeweils einer Halsseite, von der aus sie sich später auf die gegenüberliegende Seite erstrecken können. Die Erkrankung von Mercurius jodatus flavus beginnt rechts. Der Zungenrand ist von den Zähnen eingedrückt und an der Mandel oder im Rachen finden sich kleine Beläge oder sogar Geschwüre. Bei Mercurius jodatus ruber ist hingegen zuerst die linke Mandel entzündet und ebenfalls belegt.

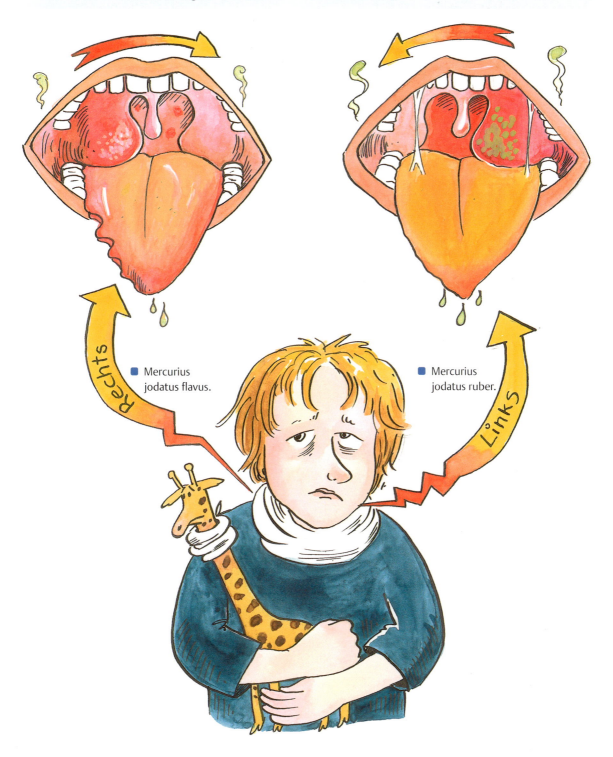

- Mercurius jodatus flavus.
- Mercurius jodatus ruber.

Rachen- und Mandelentzündungen

Phytolacca decandra (Kermesbeere)

Phytolacca-Patienten klagen über zusammenziehende und brennende Halsschmerzen, die häufig an den Mandeln oder direkt im Bereich der Zungenwurzel lokalisiert sind. Der Rachen ist stark geschwollen, dunkelrot verfärbt und oft belegt. Er fühlt sich eng, rau und heiß an und schmerzt beim Schlucken. Durch kalte Getränke bessern sich die Beschwerden.

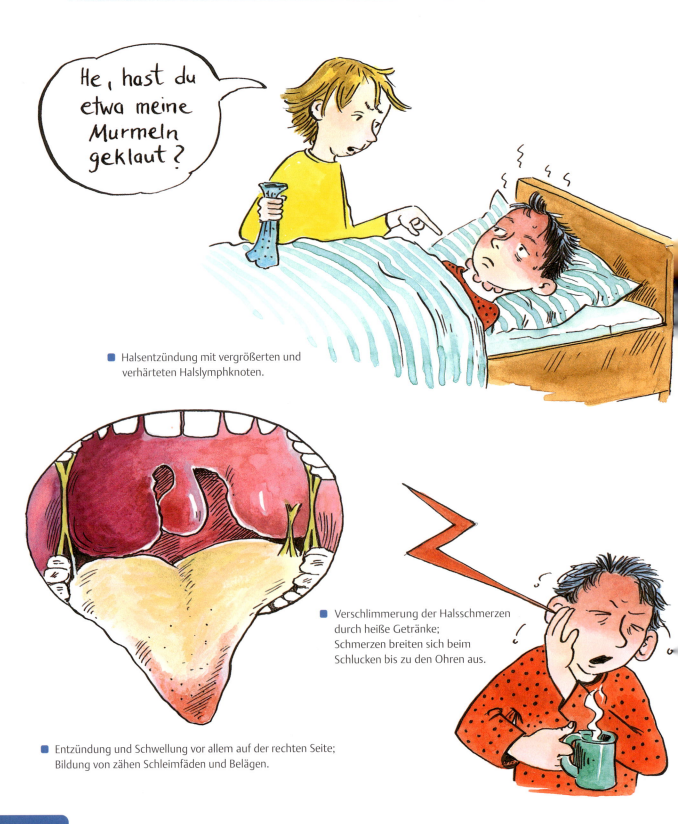

● Halsentzündung mit vergrößerten und verhärteten Halslymphknoten.

● Verschlimmerung der Halsschmerzen durch heiße Getränke; Schmerzen breiten sich beim Schlucken bis zu den Ohren aus.

● Entzündung und Schwellung vor allem auf der rechten Seite; Bildung von zähen Schleimfäden und Belägen.

Entzündungen der Nasennebenhöhlen

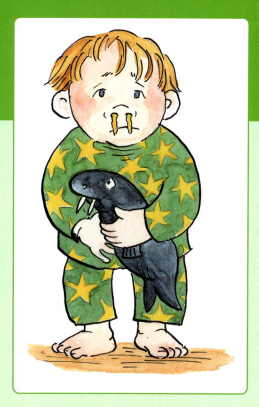

können sich durch Bewegungsstörungen und anatomische Besonderheiten der Schädelknochen, fortgeleitete virale oder bakterielle Besiedlungen, Allergien, Polypen oder auch übermäßigen Stress entwickeln. Im Rahmen dieser Ursachen kommt es durch Schleimhautschwellungen oder andere Abflussstörungen zur Behinderung des Sekrettransports und zum Stau. Die angestauten Flüssigkeiten verursachen einen Druckanstieg und begünstigen weitere Keimbesiedlungen, die sich durch Schmerzen, Fieber und eitrige Absonderungen äußern können.

> **Wichtige Arzneimittel für Patienten, die unter Entzündungen der Nasennebenhöhlen leiden:**
>
> Hepar sulfuris, Kalium bichromicum, Mercurius solubilis, Silicea, Sticta pulmonaria

Weitere mögliche Arzneimittel:

Aconitum napellus (Sturmhut)

- plötzlicher Krankheitsbeginn, nach Unterkühlung oder Aufenthalt in kaltem Wind
- unruhige und ängstliche Patienten mit hohem Fieber und großem Durst auf meist kalte Getränke

Arsenicum album (Weißes Arsenik)

- Nebenhöhlenentzündung mit brennenden Schmerzen
- Verstopfungsgefühl, aber Absonderung eines wässrigen und wund machenden Sekrets
- unruhige und ängstliche Patienten mit großem Durst auf warme Getränke, die oft und in kleinen Schlucken getrunken werden

Belladonna (Tollkirsche)

- rechtsseitige Nebenhöhlenentzündung, die plötzlich beginnt
- hohes Fieber; weite Pupillen; rotes, heißes Gesicht mit kalten Händen und Füßen
- Verschlimmerung der Schmerzen beim Bücken oder Beugen des Kopfs sowie durch Erschütterungen

Cinnabaris (Zinnober)

- Schmerz, der sich vom inneren Augenwinkel zur Stirn oder über die Augenbrauen ausbreitet
- drückender Schmerz im Bereich von Nasenwurzel und Nasenrücken „wie von einer Brille"
- gelbliche oder auch blutige Absonderungen aus der Nase

Hydrastis canadensis (Kanadische Gelbwurz)

- dicke oder auch wässrige Absonderungen, die in den Nasen-Rachen-Raum ablaufen und beim Schnäuzen als sehr zähes und fadenziehendes Sekret hervorgeholt werden
- Absonderungen sind wund machend und können zu Geschwürbildung und blutigem Schorf in der Nase führen

Entzündungen der Nasennebenhöhlen

Hepar sulfuris (Kalkschwefelleber)

Die akute Hepar-sulfuris-Sinusitis ist durch eine extreme Empfindlichkeit der Patienten gegen Luftzug und vor allem gegen Berührung der entzündeten Gesichtsregion gekennzeichnet. Aus diesem Grund schützen sie sich übervorsichtig, indem sie ihren Kopf möglichst warm einpacken und auch durch ein sehr mürrisches Verhalten andere Menschen kaum an sich heranlassen.

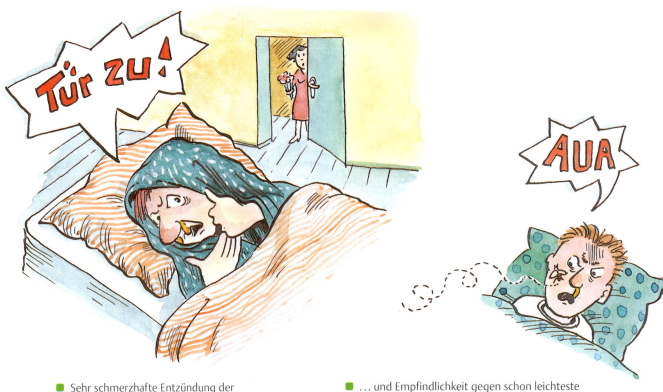

- Sehr schmerzhafte Entzündung der Nasennebenhöhlen, verbunden mit außerordentlicher Reizbarkeit ...

- ... und Empfindlichkeit gegen schon leichteste Berührungen auf dem Gesicht. Absonderung von eitrig-blutigem Sekret.

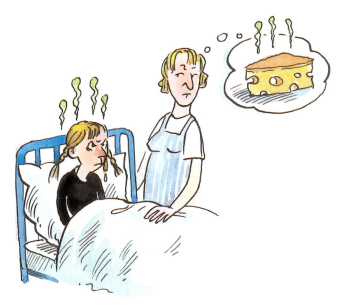

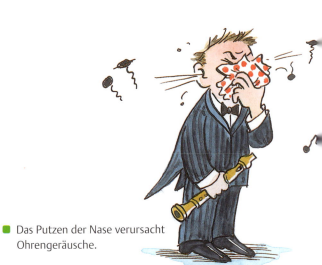

- Die Absonderungen aus der Nase riechen nach altem Käse.

- Das Putzen der Nase verursacht Ohrengeräusche.

Kalium bichromicum (Kaliumbichromat)

Die Schmerzen von Kalium bichromicum sind meistens auf eine kleine und eng umschriebene Stelle begrenzt und lassen sich so vom Patienten klar lokalisieren. Im Verlauf der Erkrankung kann dieser schmerzhafte Punkt aber auch auf andere Bereiche der Nebenhöhlen „wandern". Die Nebenhöhlen und die Nase sind verstopft und voll von dickem, klebrigem, übel riechendem Schleim, der sich beim Schnäuzen nur schlecht von der Nasenöffnung ablösen lässt.

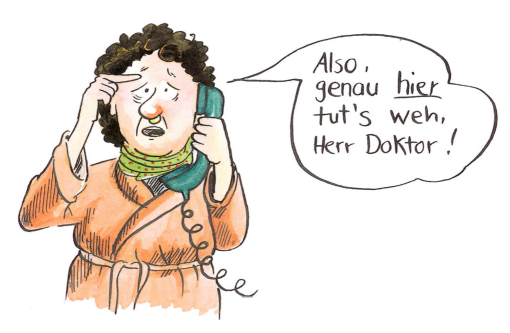

- Nebenhöhlenentzündungen mit Schmerzen an einer kleinen, umschriebenen Stelle.

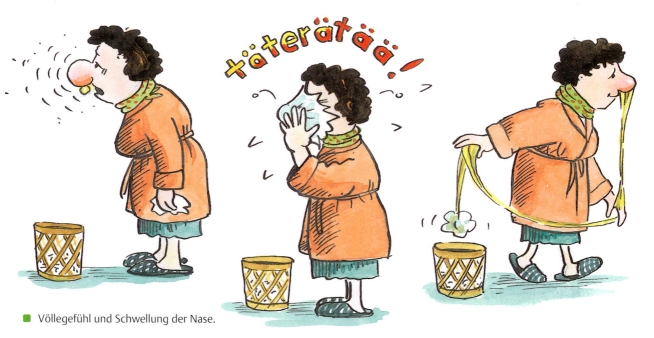

- Völlegefühl und Schwellung der Nase.

- Absonderungen von dickem, klebrigem und fadenziehendem Schleim, der sich nur schwer ablösen lässt.

Entzündungen der Nasennebenhöhlen

Mercurius solubilis (Quecksilber)

Eine Mercurius-Pathologie, die durch Schwäche, Speichelfluss, Zahneindrücke an der Zunge und übel riechende Absonderungen gekennzeichnet ist, führt auch hier zum Krankheitsbild der Sinusitis. Häufig entwickelt sich diese nach einer aufsteigenden Erkältung und befällt vor allem die Stirnhöhlen. Dabei bildet sich ein dickes, eitriges und scharfes Sekret, das die Nasenlöcher wund werden lässt. Die auftretenden Schmerzen sind oft punktuell und verschlimmern sich in der Nacht.

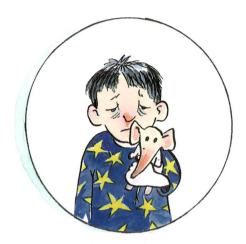

- Schwellung des Nasenrückens.

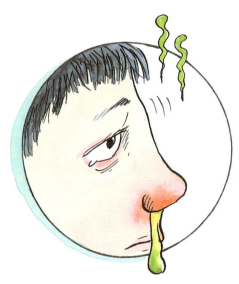

- Dicke, übel riechende und wund machende Absonderungen aus der Nase.

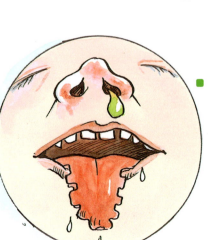

- Verschlimmerung der Beschwerden durch Bettwärme; vermehrtes Schwitzen und starker Speichelfluss, verbunden mit großem Durst.

- Zahneindrücke am Zungenrand.

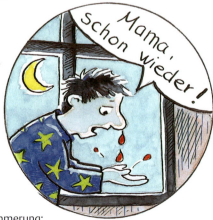

- Nächtliche Verschlimmerung; Zunahme der Schmerzen oder auch Nasenbluten.

Entzündungen der Nasennebenhöhlen

Silicea (Bergkristall)

Die für Silicea typische Nebenhöhlenentzündung entsteht meist durch aufsteigende Infektionen nach einem Schnupfen. In ihrem Verlauf bilden sich übel riechende, eitrige Absonderungen, die bei zu fester Konsistenz auch zur Nasenverstopfung führen können. Das gestaute Sekret kann dann – ähnlich wie bei *Sticta* – zu festen, trockenen Krusten verhärten. Die Patienten sind sehr schmerz- und kälteempfindlich und zeigen die für Silicea bekannte Reaktionsschwäche, die leicht zu einer Chronifizierung der Erkrankung führt.

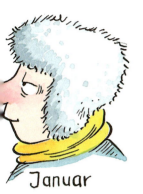 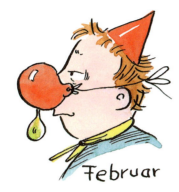 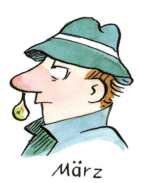 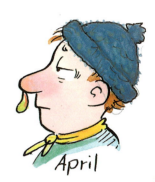

- Lang anhaltende Nebenhöhlenentzündungen nach jeder Erkältung.

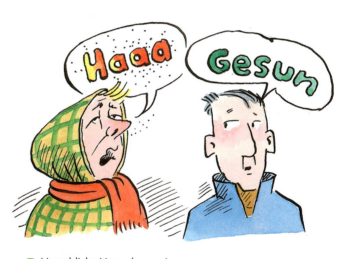

- Vergebliche Versuche zu niesen.

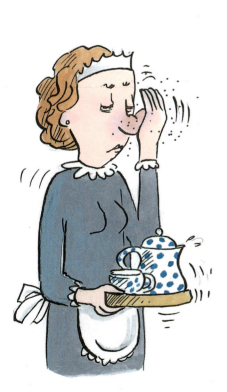

- Ständiger Juckreiz an der Nase, muss oft die Nase reiben.

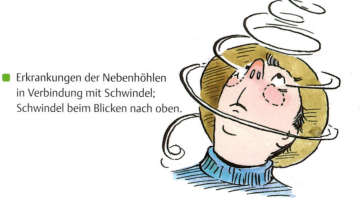

- Erkrankungen der Nebenhöhlen in Verbindung mit Schwindel; Schwindel beim Blicken nach oben.

Entzündungen der Nasennebenhöhlen

Sticta pulmonaria (Lungenflechte)

Besonderes Merkmal der für Sticta typischen Nebenhöhlenentzündung ist die schnelle Verkrustung und Verhärtung des Schleims im Bereich von Nase, Kieferhöhlen und vor allem der Stirnhöhlen. Die Verkrustungen stauen sich an und führen zur Verstopfung mit einem starken Völlegefühl in den betroffenen Regionen. Daraufhin versucht der Patient ständig – allerdings erfolglos – sich die Nase zu putzen und ist letztendlich gezwungen, die Krusten mit den Fingern herauszubohren.

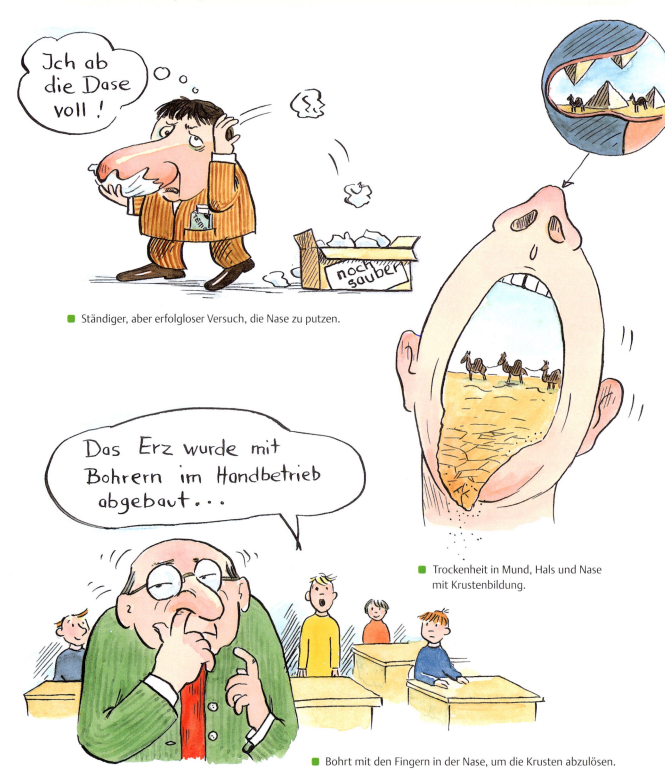

- Ständiger, aber erfolgloser Versuch, die Nase zu putzen.

- Trockenheit in Mund, Hals und Nase mit Krustenbildung.

- Bohrt mit den Fingern in der Nase, um die Krusten abzulösen.

Mittelohrentzündungen

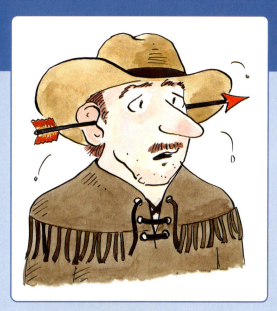

treten oft im Rahmen akuter oder chronischer Abwehrschwächen auf. Die akute Mittelohrentzündung entsteht meist aus einer – durch diese Schwäche erst möglichen – aufsteigenden Bakterienbesiedlung aus dem Nasen-Rachen-Raum. Sie ist bei Kindern aufgrund der noch kurzen oder auch eingeengten Ohrtrompete eine relativ häufige Erkrankung. Ein anderer Infektionsweg verläuft über das Blut und führt zur Übertragung von Bakterien oder Viren aus entfernten Infektionsherden des Körpers hinauf in das Mittelohr. Darüber hinaus können die Keime beim Baden oder Tauchen von außen durch ein gerissenes Trommelfell eindringen und zu den typischen Mittelohrentzündungen nach Schwimmbadbesuchen führen.

Wichtige Arzneimittel für Patienten, die unter einer Mittelohrentzündung leiden:

Belladonna, Chamomilla matricaria, Hepar sulfuris, Mercurius solubilis, Pulsatilla

Weitere mögliche Arzneimittel:

Aconitum napellus (Sturmhut)
- plötzlich auftretende Mittelohrentzündung nach Unterkühlung oder durch kalten Wind
- hohes Fieber, gerötetes Gesicht oder eine Wange blass, die andere rot
- unruhige und ängstliche Patienten mit großem Durst auf kalte Getränke

Capsicum annuum (Cayennepfeffer)
- Mittelohrentzündung mit drohender Ausbreitung der Entzündung auf umliegendes Gewebe (Gefahr einer Mastoiditis mit anschließender intrakranieller Ausbreitung)
- Schmerz und Schwellung hinter dem Ohr, Ohrmuschel kann abstehen
- Trommelfelldurchbruch und Absonderung von dickem, gelbem Eiter

Ferrum phosphoricum (Eisenphosphat)
- Mittelohrentzündung mit hohem Fieber, aber ohne deutliche und charakteristische Symptome
- den Patienten geht es trotz ihrer Erkrankung relativ gut

Lycopodium clavatum (Bärlapp)
- rechtsseitige Mittelohrentzündung, die sich später auf das linke Ohr ausbreiten kann
- Verstopfungsgefühl mit Schwerhörigkeit sowie eitrigen und stinkenden Absonderungen
- schlimmer im Freien, durch Druckanstieg beim Naseschnäuzen und Pressen beim Stuhlgang sowie allgemein zwischen 16 und 20 Uhr

Silicea (Bergkristall)
- chronische Mittelohrentzündung mit Schwerhörigkeit
- Verstopfungsgefühl, das sich durch Gähnen oder Schlucken bessert
- käsige, eitrige Absonderungen aus dem Ohr
- schlimmer durch Kälte, Zugluft, Berührung und Bewegungen des Kopfs

Mittelohrentzündungen

Belladonna (Tollkirsche)

Das für Belladona typische Bild des plötzlich einsetzenden, hoch akuten Krankheitsgeschehens mit Fieber und unerträglichen Schmerzen zeigt sich auch bei Entzündungen des Mittelohrs. Hier ist vor allem das rechte Ohr betroffen. Das Gesicht und auch das Ohr sind heiß und rot, die Augen glänzen, die Pupillen sind weit gestellt. Die Hände und auch die Füße fühlen sich im Gegensatz zum Kopf jedoch kalt an. Aufgrund der Intensität der Erkrankung sind die Patienten ängstlich erregt, bekommen Halluzinationen und werden manchmal sogar gewalttätig.

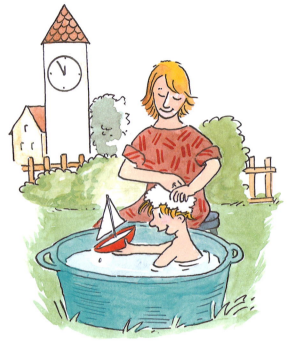

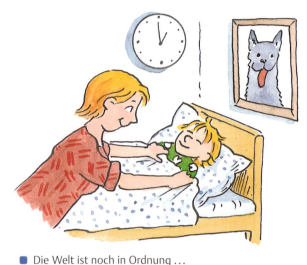

■ Die Welt ist noch in Ordnung …

■ Beschwerden durch Temperaturänderungen, z. B. nach dem Waschen der Haare oder Aufenthalt im Freien.

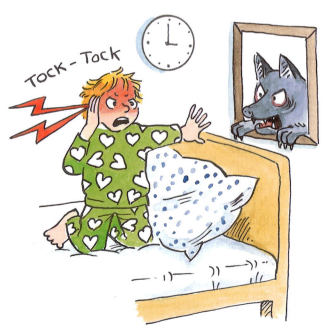

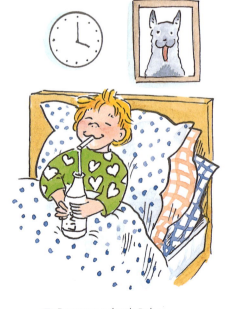

■ … und plötzlich bricht die Krankheit aus!
Beginn oder Verschlimmerung der Beschwerden um 15 Uhr oder nachts; heißes Ohr mit heftigen klopfenden Schmerzen; Halluzinationen.

■ Besserung durch Ruhe, Liegen mit erhöhtem Kopf, Zitronenlimonade.

Mittelohrentzündungen

Chamomilla matricaria (Echte Kamille)

Die Mittelohrentzündung von Chamomilla ist äußerst schmerzhaft und führt, ähnlich wie auch bei *Hepar sulfuris,* zu einer deutlichen Reizbarkeit der Patienten. Oft wird dieses Arzneimittel für Säuglinge und Kleinkinder gebraucht, die sich aufgrund ihrer Beschwerden voller Schmerz oder Zorn nach hinten durchbiegen und dann, ganz charakteristisch, fast nur beim Umhertragen und Schaukeln im Arm beruhigt werden können. Auffallend oft ist eine Wange der Kinder rot gefärbt und heiß, die andere hingegen blass und kühl.

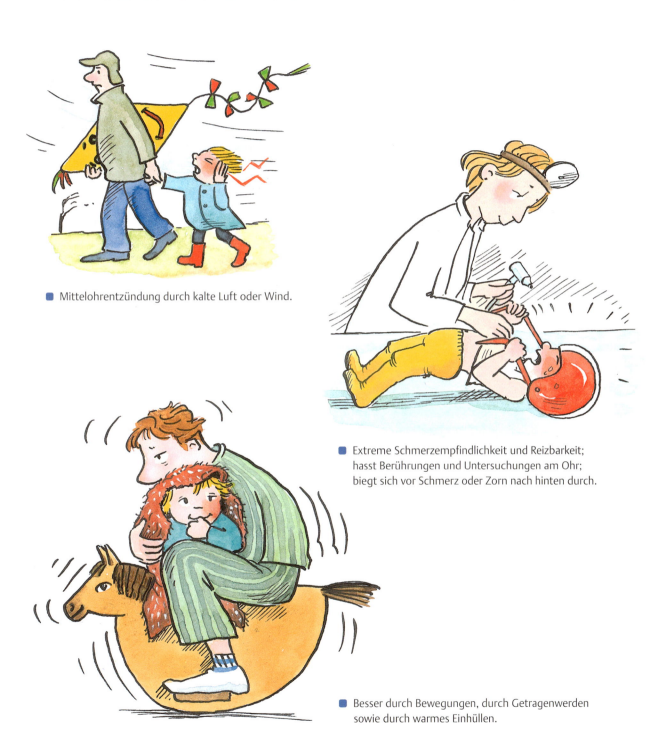

■ Mittelohrentzündung durch kalte Luft oder Wind.

■ Extreme Schmerzempfindlichkeit und Reizbarkeit; hasst Berührungen und Untersuchungen am Ohr; biegt sich vor Schmerz oder Zorn nach hinten durch.

■ Besser durch Bewegungen, durch Getragenwerden sowie durch warmes Einhüllen.

Mittelohrentzündungen

Hepar sulfuris (Kalkschwefelleber)

Die Mittelohrentzündung von Hepar sulfuris tritt häufig in Verbindung mit Halsbeschwerden auf. Die Patienten sind sehr empfindlich und leiden unter äußerst heftigen Schmerzen, die oft als stechend oder splitterartig empfunden werden. Da sich die Beschwerden durch kalte Luft deutlich verschlimmern, versuchen die Patienten besorgt, ihr entzündetes Ohr abzudecken und reagieren sehr verärgert, wenn diese Abdeckung auch nur leicht wieder angehoben wird.

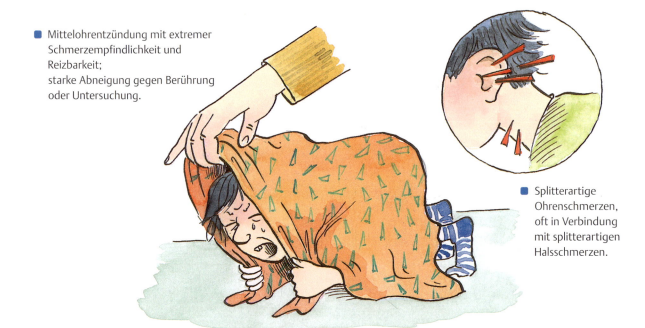

- Mittelohrentzündung mit extremer Schmerzempfindlichkeit und Reizbarkeit;
  starke Abneigung gegen Berührung oder Untersuchung.

- Splitterartige Ohrenschmerzen, oft in Verbindung mit splitterartigen Halsschmerzen.

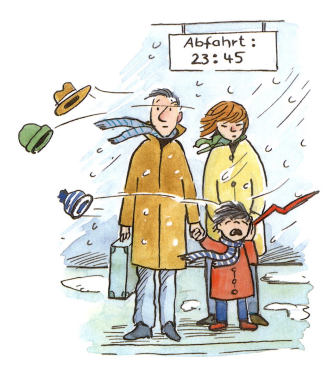

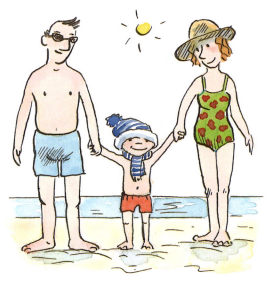

- Verschlimmerung nachts sowie durch kalte Luft oder Wind.

- Besser durch Wärme, warmes Einhüllen des Ohrs.

Mittelohrentzündungen

Mercurius solubilis (Quecksilber)

Die für Mercurius typische Mittelohrentzündung entsteht häufig nach einer Erkältung und ist durch Ohrenschmerzen mit eitrigen und übel riechenden Absonderungen gekennzeichnet. Meistens ist das rechte Ohr betroffen. Das charakteristische Mercurius-Bild zeigt sich an seinen Begleitsymptomen, bei denen der Schweiß, der Atem und auch der Speichel sehr unangenehm riechen. Die Zunge ist schmutzig belegt und weist an den Rändern deutliche Zahneindrücke auf.

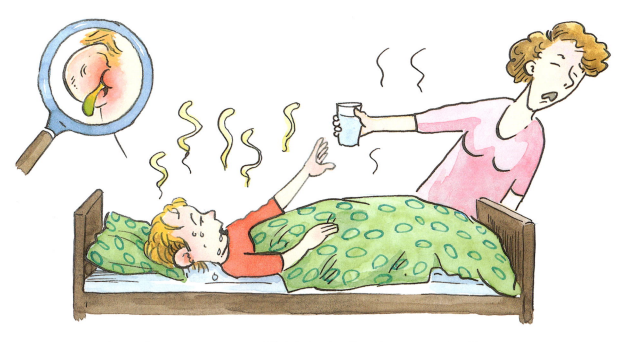

- Entzündeter Gehörgang mit eitrigen und übel riechenden Absonderungen aus dem Ohr; feuchter Mund und Speichelfluss und dennoch durstig.

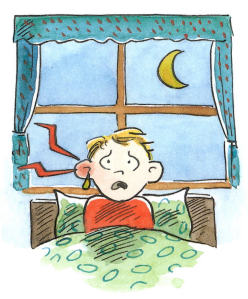

- Verschlimmerung der Beschwerden nachts und durch Bettwärme.

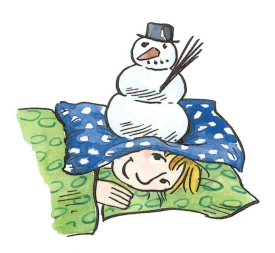

- Besserung durch kalte Anwendungen am Ohr.

Mittelohrentzündungen

Pulsatilla (Küchenschelle)

Die Mittelohrentzündung von Pulsatilla entwickelt sich oft nach einer Erkältung. Das betroffene Ohr ist rot, fühlt sich wund an und ist durch Entzündungsflüssigkeiten verstopft. Durch den Anstau entwickelt sich ein schmerzhaftes Völlegefühl, das später jedoch nach der Absonderung eines dicken, eitrigen Sekrets nachlässt. Die Patienten sind auffallend weinerlich und anhänglich. Sie wollen am liebsten nur sanft umhergetragen werden und müssen von den Angehörigen besonders rücksichtsvoll behandelt werden.

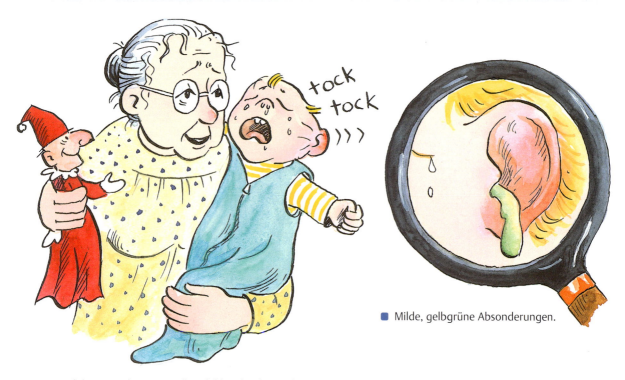

■ Mittelohrentzündung mit Völlegefühl und pulsierenden Schmerzen.

■ Milde, gelbgrüne Absonderungen.

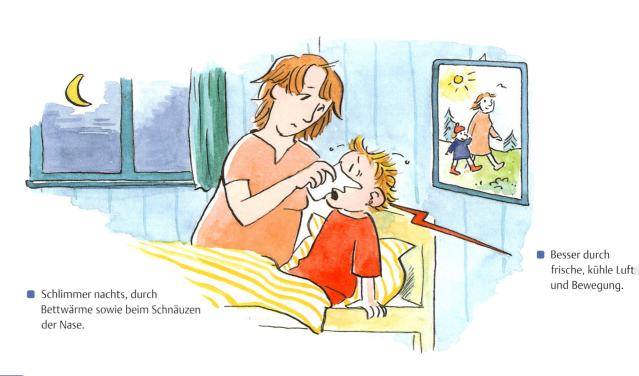

■ Schlimmer nachts, durch Bettwärme sowie beim Schnäuzen der Nase.

■ Besser durch frische, kühle Luft und Bewegung.

Zahnungsbeschwerden

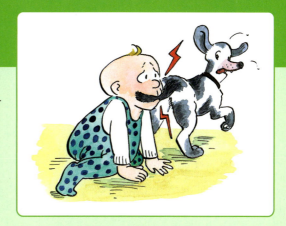

zeigen sich bei vielen Kleinkindern bereits im Alter von fünf bis sechs Monaten. Die Milchzähne bohren sich durch das Zahnfleisch hindurch und verursachen je nach Schmerzempfindlichkeit mehr oder weniger starke Schmerzen und Befindlichkeitsstörungen. Die Kinder sind in dieser Zeit sehr anfällig und leiden oft unter Fieber, Durchfall, Schnupfen, Husten oder auch Ohrenschmerzen. Auch die ab dem 15. Lebensjahr erscheinenden Weisheitszähne können zu Schmerzen, Entzündungen oder sogar zu Abszessen im Zahnfleisch führen. Sie lassen sich wie die Zahnungsbeschwerden der Kleinkinder gut homöopathisch behandeln, müssen aber bei drohender Verschiebung anderer Zähne vom Zahnarzt entfernt werden.

Wichtige Arzneimittel für Patienten, die unter Beschwerden während der Zahnung leiden:

Chamomilla matricaria, Cheiranthus cheiri, Kreosotum, Phytolacca decandra, Rheum palmatum

Weitere mögliche Arzneimittel:

Calcium carbonicum (Austernschalenkalk)

- verspätete und langsam verlaufende Zahnung oder schwieriger Durchbruch der Weisheitszähne
- oft begleitet von Durchfall, Erbrechen, Husten, Krämpfen oder Hautausschlägen
- häufig, aber nicht immer: dickere und träge Kinder mit einer allgemeinen Entwicklungsverzögerung und dickköpfigem Verhalten

Calcium phosphoricum (Calciumphosphat)

- langsame und schwierige Zahnung, oft begleitet von Durchfall, Kopfschmerzen, Husten oder auch Krämpfen
- reizbare, weinerliche Kinder, die viel getragen werden wollen, aber weniger aggressiv als *Chamomilla*-Kinder und vitaler als *Calcium-carbonicum*-Kinder sind

Cina maritima (Wurmsamen)

- schwierige Zahnung, oft begleitet von Durchfall, Husten oder auch Krämpfen
- sehr reizbare Kinder mit einer Abneigung gegen Berührung, aber einem Verlangen, getragen zu werden, wobei selbst das Umhertragen dann oft nicht hilft, das Kind zu beruhigen
- schlimmer als *Chamomilla*-Kinder, denn diese lassen sich durch Tragen meist beruhigen

Fluoricum acidum (Flusssäure)

- verlangsamte Zahnung oder schwieriger Durchbruch der Weisheitszähne
- verfrühte Karies mit bröckeligen Zähnen
- Zähne sind sehr empfindlich, Patient kann keine Zahnbehandlung ertragen

Silicea (Bergkristall)

- langsame und schwierige Zahnung oder schwieriger Durchbruch der Weisheitszähne
- Zahnung wird oft begleitet von Durchfall, Kopfschmerzen und vermehrtem Speichelfluss
- zartgliedrige Kinder mit saurem Kopfschweiß

Zahnungsbeschwerden

Chamomilla matricaria (Echte Kamille)

Das langsame und schwierige Durchbrechen der ersten Zähne ist für manche Kinder so schmerzhaft, dass sie in einen heftigen Chamomilla-Zustand abgleiten und mit extremer Reizbarkeit und viel Geschrei auf sich aufmerksam machen.

Sie weinen, sind boshaft und schlagen oft sogar um sich! Die Bestätigung für das Arzneimittel Chamomilla zeigt sich oft in der Farbe der Wangen, bei der eine Wange rot ist und die andere im Gegenteil blass aussieht.

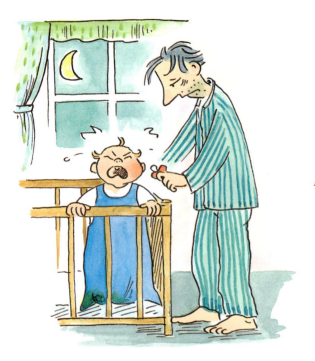

■ Schwierige Zahnung mit starken Schmerzen …

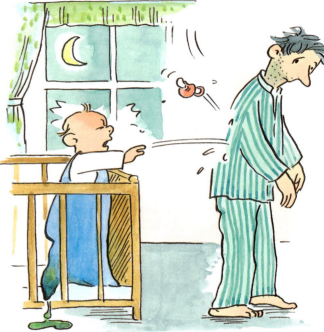

■ … verbunden mit heftiger Reizbarkeit und häufig auch Durchfall.

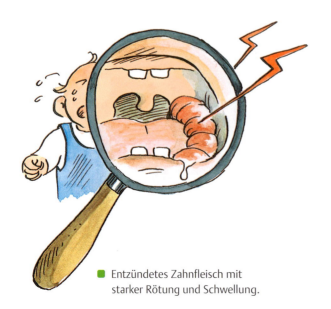

■ Entzündetes Zahnfleisch mit starker Rötung und Schwellung.

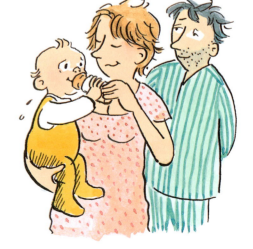

■ Auffällige Besserung der Beschwerden beim Umhertragen.

Zahnungsbeschwerden

Cheiranthus cheiri (Goldlack)

Dieses Arzneimittel zeigt eine besondere Wirkung auf Beschwerden, die beim Durchbruch der Weisheitszähne entstehen. Durch die begleitende Entzündung schwillt das Gewebe des Nasen- und Rachen-Raums an, verursacht eine Verstopfung der Nase, eine Schwerhörigkeit und durch Nervenkompressionen auch eine Taubheit der Wange.

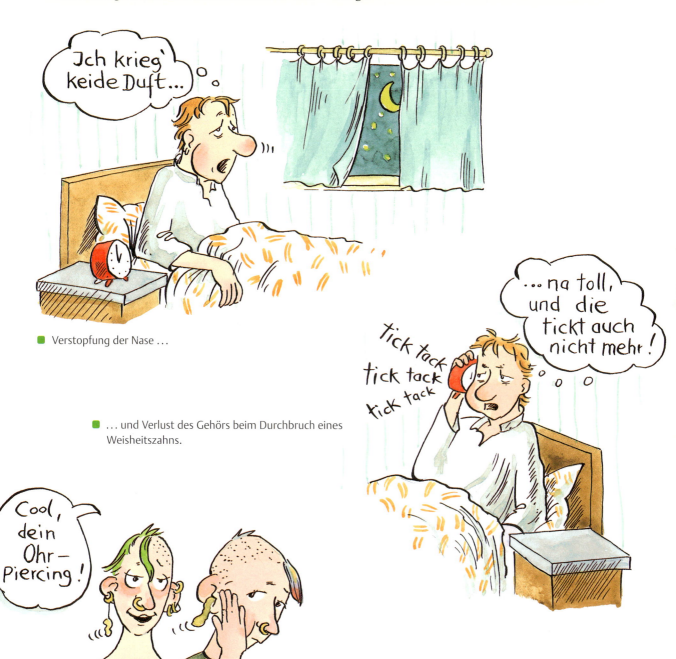

- Verstopfung der Nase …
- … und Verlust des Gehörs beim Durchbruch eines Weisheitszahns.
- Absonderungen aus dem Ohr; Taubheit der Wange.

Zahnungsbeschwerden

Kreosotum (Buchenholzkohlenteer)

Der Kreosotum-Zustand ist auch hier von einem aggressiven und zersetzenden Erscheinungsbild geprägt. Das Zahnfleisch ist entzündlich geschwollen und dunkelrot-bläulich verfärbt. Die Milchzähne werden unglaublich schnell kariös und scheinen sogar schon vor dem Durchbruch durch das Zahnfleisch wieder zu verfaulen. Das Kind ist unruhig, reizbar und häufig am Weinen. Nachts verschlimmern sich die Beschwerden.

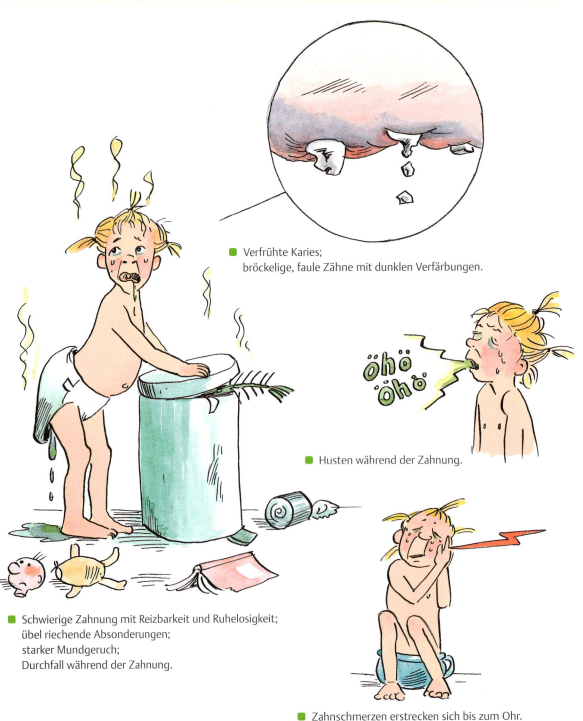

- Verfrühte Karies; bröckelige, faule Zähne mit dunklen Verfärbungen.

- Husten während der Zahnung.

- Schwierige Zahnung mit Reizbarkeit und Ruhelosigkeit; übel riechende Absonderungen; starker Mundgeruch; Durchfall während der Zahnung.

- Zahnschmerzen erstrecken sich bis zum Ohr.

Zahnungsbeschwerden

Phytolacca decandra (Kermesbeere)

Das mühsame Durchbrechen der Zähne durch das Zahnfleisch kann auch zu einem Phytolacca-Zustand führen, der von Schmerzen, Fieber, Durchfällen und teilweise sogar von Erbrechen begleitet wird. Das Kind ist unruhig, stöhnt herum und muss oft weinen. Nachts verschlimmern sich die Beschwerden. Ein wichtiger Hinweis für dieses Arzneimittel zeigt sich in dem ungewöhnlichen Verlangen trotz der starken Schmerzen, die Zähne fest aufeinander zu pressen oder auf etwas Hartes zu beißen.

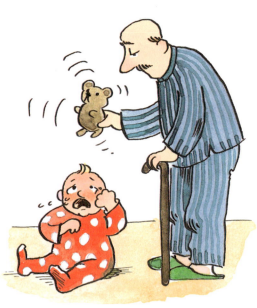

- Das Kind weint und stöhnt während der Zahnung …

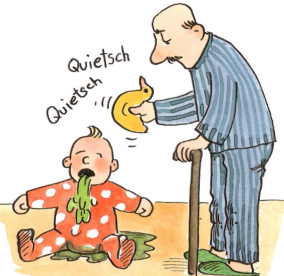

- … und leidet unter Erbrechen und Durchfall.

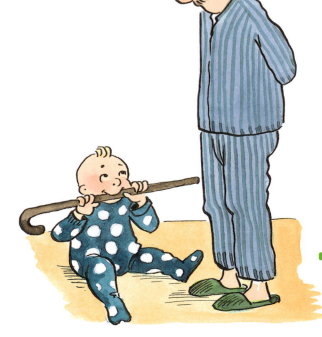

- Es verlangt auf etwas Hartes zu beißen, wodurch sich die Schmerzen bessern.

Zahnungsbeschwerden

Rheum palmatum (Rhabarber)

Die Beschwerden von Rheum haben eine starke Ähnlichkeit zu denen von *Chamomilla*. Die Zahnung verläuft auch hier so schwierig, dass das Kind vor lauter Schmerzen und Unbehagen extrem reizbar und verärgert wird. Es ist launisch, schreit herum, lehnt Dinge ab, die es zuvor verlangte und ist nur schwer zu beruhigen. Der Körper reagiert ähnlich mürrisch und produziert auffallend sauer riechende Absonderungen, sei es im Schweiß, Stuhlgang oder in anderen Sekreten.

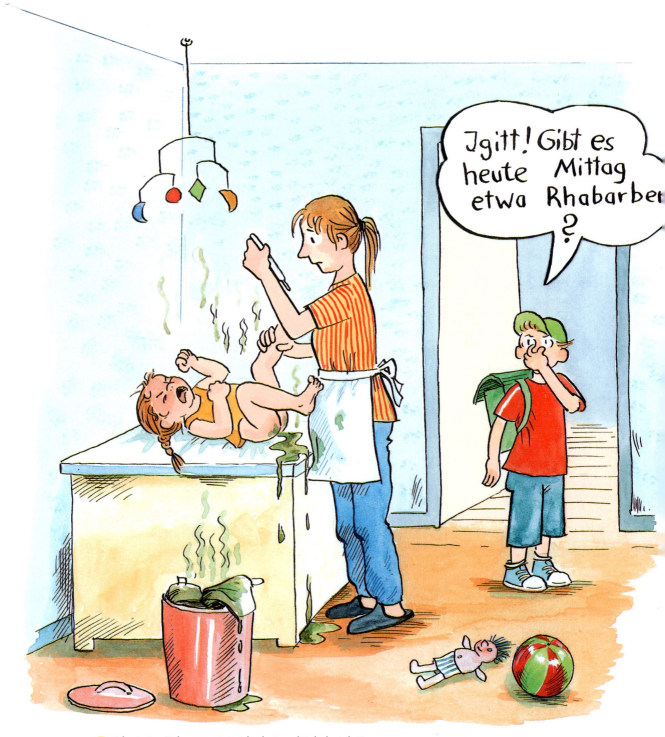

- Schwierige Zahnung mit Reizbarkeit und Ruhelosigkeit;
  Durchfall bei der Zahnung;
  sehr saurer Körpergeruch und saure Ausscheidungen.

Husten

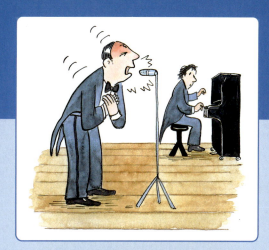

entsteht bei der kräftigen Ausatmung gegen den geschlossenen Kehldeckel, der sich dann durch den großen Druck plötzlich öffnet und die Luft explosionsartig entweichen lässt. Die Ursache des Hustenreflexes liegt oft in einer Reizung der Schleimhäute von Luftröhre und Bronchien begründet und entsteht daher meist durch Erkrankungen der Atemwege. Er hat hier vor allem eine reinigende Funktion. Husten kann aber ebenfalls im Rahmen von Herz-, Magen- oder psychischen Erkrankungen auftreten und zeigt sich darüber hinaus als häufige Nebenwirkung von Medikamenten.

Wichtige Arzneimittel für Patienten, die unter Husten leiden:

Bryonia alba, Causticum, Coccus cacti, Hyoscyamus, Ignatia amara, Lachesis muta, Nux vomica, Phosphorus, Rumex crispus, Sanguinaria canadensis

Weitere wichtige Arzneimittel:

Antimonium tartaricum (Brechweinstein)

- rasselnder Husten mit viel Schleim in den Atemwegen, der aber aufgrund körperlicher Schwäche nur schlecht abgehustet werden kann
- häufig bei älteren Menschen oder kleinen Kindern
- schwache und leicht verärgerte Patienten, die in Ruhe gelassen werden wollen

Cuprum metallicum (Kupfer)

- lange und schwere Hustenanfälle mit Erstickungsgefühl und Zyanose, die von Krämpfen in Füßen und Händen begleitet werden können oder aber in Krämpfen enden
- schlimmer beim tiefen Einatmen oder Strecken des Kopfs nach hinten
- Besserung durch kalte Getränke

Drosera rotundifolia (Rundblättriger Sonnentau)

- heftige, unaufhörliche Hustenanfälle durch Kitzeln im Rachen, bei denen der Patient kaum Luft schnappen kann und oft zyanotisch wird
- Husten wird von Würgen, Erbrechen oder auch von Nasenbluten begleitet
- schlimmer nach Essen oder Trinken sowie beim Sprechen und Lachen
- besser durch Gehen und Bewegung, aber auch beim Festhalten von Bauch oder Brustkorb

Spongia tosta (Gerösteter Meerschwamm)

- trockener, bellender Husten, der an das bellende Geräusch eines Seehunds erinnert oder sich anhört, als ob eine Säge durch ein Holzbrett gezogen würde
- Husten vor Mitternacht
- schlimmer durch kalte Getränke
- schlimmer beim Drehen des Kopfs oder Strecken des Kopfs nach hinten
- besser durch Essen, warme Getränke und beim Beugen nach vorn

Husten

Bryonia alba (Weiße Zaunrübe)

Der Husten von Bryonia ist meistens trocken und sehr schmerzhaft. Er verschlechtert sich deutlich durch Bewegungen und wird oft sogar schon durch die normale Atmung ausgelöst. Aus Furcht vor einer zu großen Bewegung des Brustkorbs – und der damit sehr wahrscheinlichen Hustenattacke – atmet der Patient meistens nur flach. Während eines Hustenanfalls presst er die Arme um den Brustkorb und versucht dadurch, das Bewegungsausmaß zu verringern. An der frischen Luft bessern sich die Beschwerden.

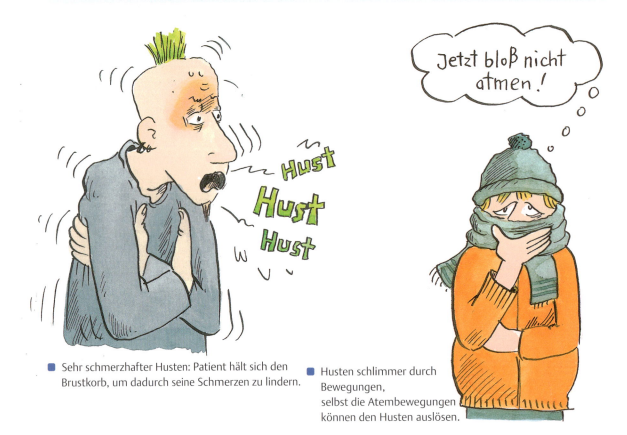

- Sehr schmerzhafter Husten: Patient hält sich den Brustkorb, um dadurch seine Schmerzen zu lindern.
- Husten schlimmer durch Bewegungen, selbst die Atembewegungen können den Husten auslösen.

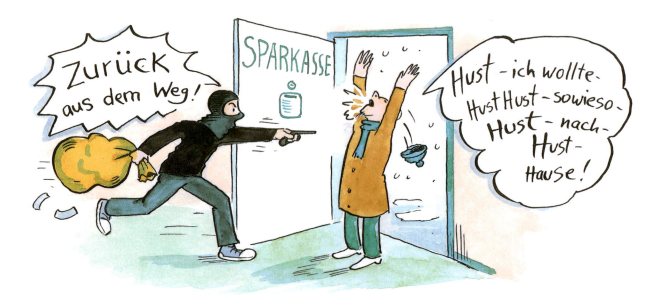

- Husten beim Betreten eines warmen Raums, schlimmer beim Heben der Arme und beim Strecken des Kopfs.

Causticum („Hahnemanns Ätzstoff")

Die für Causticum typischen Hustenbeschwerden werden durch ein beharrliches Kitzeln im Halsbereich ausgelöst, das den Patienten zu andauerndem Räuspern, Hüsteln oder auch lautstarkem Husten zwingt. Das Kitzelgefühl entsteht durch tief sitzenden Schleim im Rachen, der sich häufig nur schwer ablösen lässt und die Patienten oft nötigt, immer tiefer und noch heftiger zu husten, um ihn endlich loszuwerden.

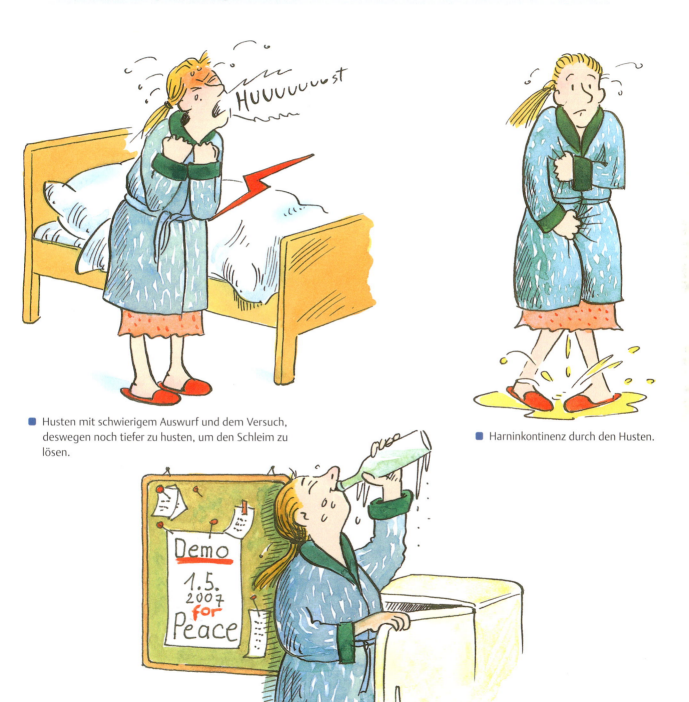

- Husten mit schwierigem Auswurf und dem Versuch, deswegen noch tiefer zu husten, um den Schleim zu lösen.
- Harninkontinenz durch den Husten.
- Besserung des Hustens durch kalte Getränke.

Husten

Coccus cacti (Schildlaus)

Der Husten von Coccus cacti klingt meistens hart und abgehackt. Er tritt anfallartig auf und wird besonders durch warme Speisen und Getränke oder beim Aufenthalt in warmen Räumen hervorgerufen. Durch kalte Luft oder kalte Speisen und Getränke bessert sich der Husten hingegen. Bei den Anfällen wird vermehrt Schleim in den Atemwegen produziert, der sehr zäh ist und beim Ausspucken in dicken Schleimschnüren aus dem Mund hängt.

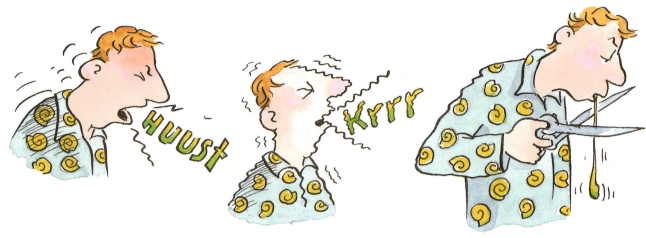

- Husten, der viel zähen Schleim hervorbringt.

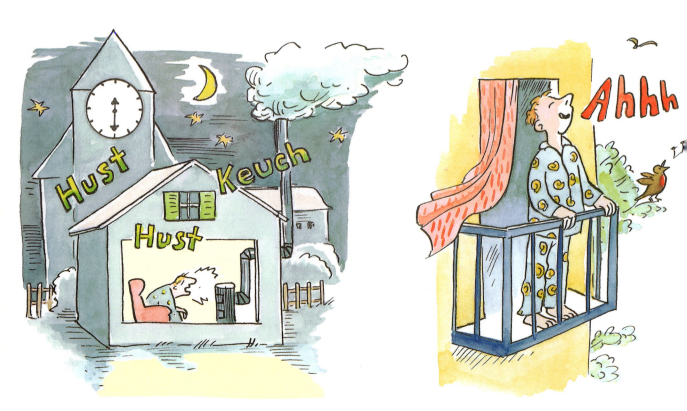

- Husten schlimmer durch Überwärmung, schlimmer gegen 23:30 Uhr.

- Besserung des Hustens am Morgen sowie durch kalte, frische Luft.

Hyoscyamus (Bilsenkraut)

Der für Hyoscyamus typische Husten ist krampfhaft und kann durch die Heftigkeit seiner Anfälle zu starken Bauchschmerzen oder Atemnot führen. Er entsteht meistens durch ein Kitzelgefühl im Rachen, das oft durch die Reibung eines verlängerten Zäpfchens (nach Entzündungen) ausgelöst wird. Der Husten tritt vor allem nachts während des Schlafens auf und bessert sich deutlich, wenn die Patienten sich vom Bett aufrichten.

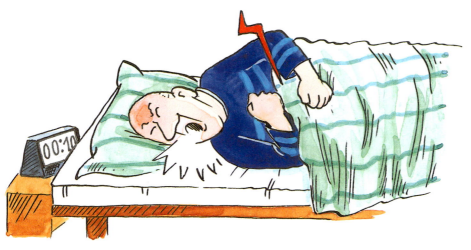

■ Heftiger Husten im Liegen …

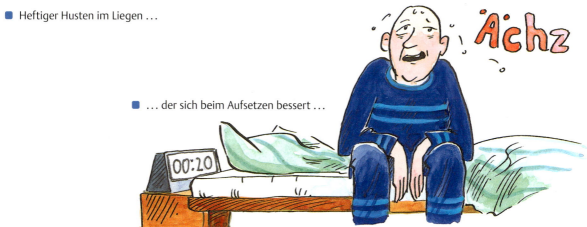

■ … der sich beim Aufsetzen bessert …

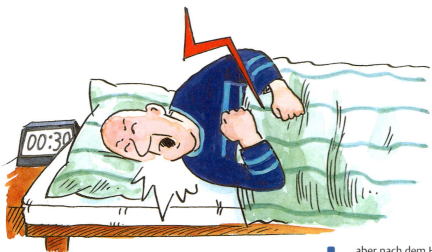

■ … aber nach dem Hinlegen gleich wieder auftritt.

Husten

Ignatia amara (Ignatiusbohne)

Ignatia ist für seine widersprüchlichen und „unlogischen" Symptome bekannt, und so zeigt auch der für Ignatia typische Husten eine auffallende Widersprüchlichkeit, da er sich verschlimmert, je mehr der Patient husten muss. Die Patienten leiden unter den massiven, anfallartigen und meist trockenen Hustenattacken, die in kurzen krampfhaften Stößen auftreten und immer heftiger werden.

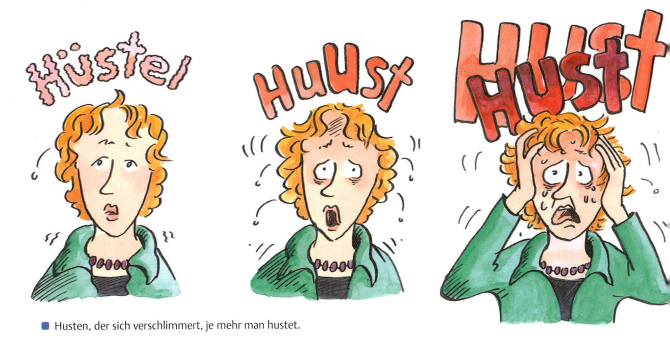

- Husten, der sich verschlimmert, je mehr man hustet.

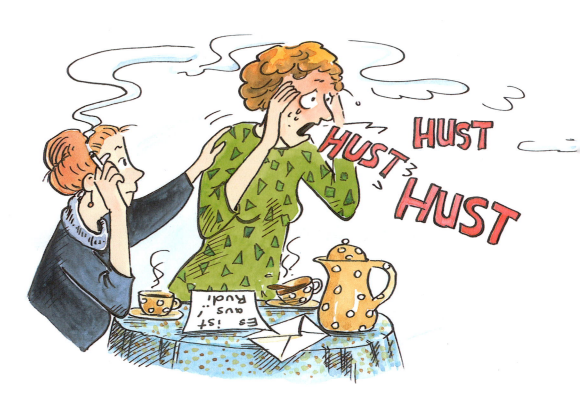

- Husten durch Aufregungen und Kummer; Kaffee und Rauch verschlimmern.

Lachesis muta (Buschmeisterschlange)

Viele Lachesis-Symptome verschlechtern sich nachts, und so treten häufig auch die Hustensymptome hier deutlicher in Erscheinung. Der Husten beginnt oft schon direkt nach dem Einschlafen und hält dann die ganze Nacht hindurch an. Der Halsbereich der Patienten ist extrem empfindlich und kann schon bei kleinsten Berührungen von außen, aber auch durch Bewegungen im Inneren des Halses (beim Sprechen und Lachen) heftige Hustenanfälle hervorrufen.

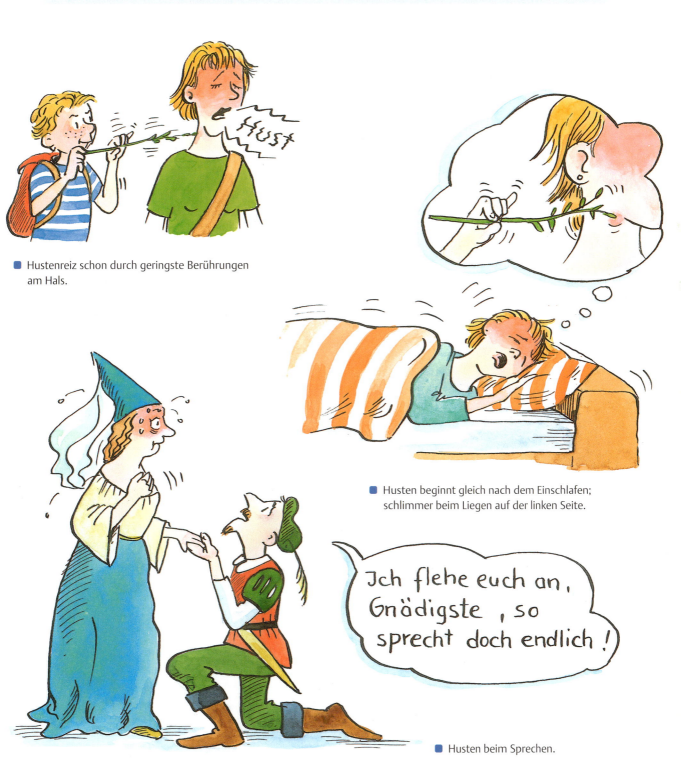

- Hustenreiz schon durch geringste Berührungen am Hals.
- Husten beginnt gleich nach dem Einschlafen; schlimmer beim Liegen auf der linken Seite.
- Husten beim Sprechen.

Husten

Nux vomica (Brechnuss)

Der Husten von Nux vomica ist sehr schmerzhaft und beginnt häufig schon morgens beim Erwachen. Er quält den Patienten enorm und kann durch seine Heftigkeit zu Kopfschmerzen, Augenblutungen und auch Sehstörungen führen. Oft hält der Patient seinen Kopf dabei mit den Händen, um die Erschütterungen abzumildern. Der Husten tritt häufig in Verbindung mit Magen- oder anderen Verdauungsbeschwerden auf und ist oft bei überarbeiteten und reizbaren Gemütern zu finden.

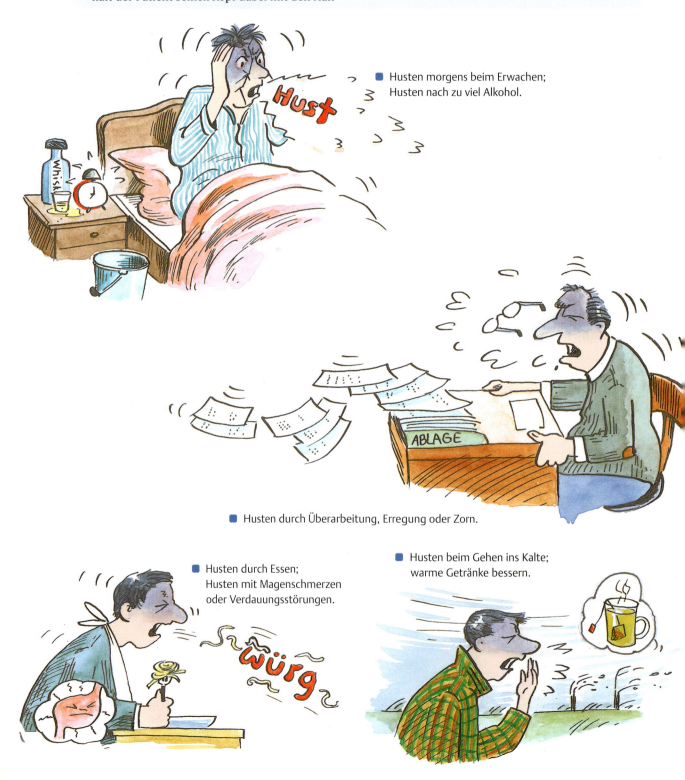

- Husten morgens beim Erwachen; Husten nach zu viel Alkohol.
- Husten durch Überarbeitung, Erregung oder Zorn.
- Husten durch Essen; Husten mit Magenschmerzen oder Verdauungsstörungen.
- Husten beim Gehen ins Kalte; warme Getränke bessern.

Husten

Phosphorus (Gelber Phosphor)

Der Husten zeigt sich oft während der für Phosphor-Menschen eigentlich so wichtigen Kommunikation mit anderen. Er entsteht beim Sprechen, Lachen und Singen oder tritt sogar schon dann auf, wenn andere Personen nur ins Zimmer eintreten. Auch Veränderungen der Umgebungstemperatur, besonders beim Gehen vom Warmen ins Kalte (aber auch umgekehrt) lösen den Husten aus und zeigen wieder die für Phosphor typische Empfindlichkeit.

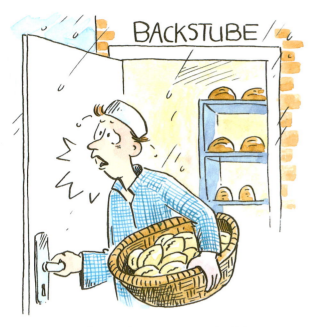

■ Husten beim Gehen vom Warmen ins Kalte …

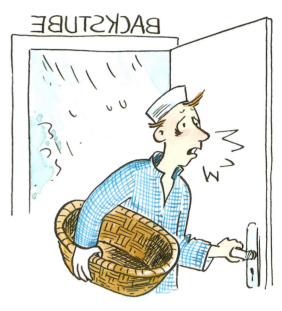

■ … oder beim Gehen vom Kalten ins Warme.

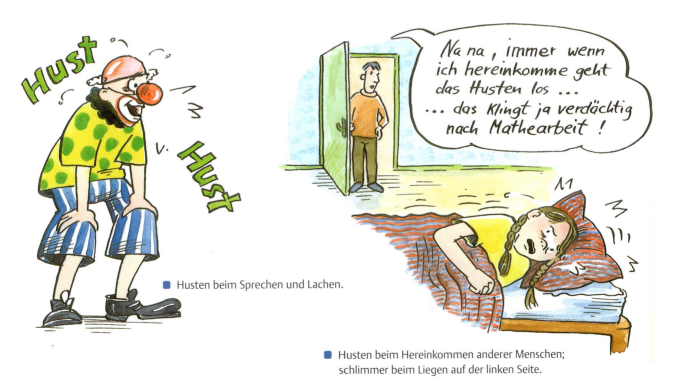

■ Husten beim Sprechen und Lachen.

■ Husten beim Hereinkommen anderer Menschen; schlimmer beim Liegen auf der linken Seite.

Husten

Rumex crispus (Krauser Ampfer)

Patienten, die Rumex als Arzneimittel benötigen, reagieren hochsensibel auf kleinste Temperaturveränderungen, sei es beim Wechsel des Zimmers, beim Entkleiden, beim Sprechen und auch sogar schon beim normalen Einatmen. Bei diesem Wechsel der Umgebungstemperatur entsteht ein äußerst lästiges Kitzelgefühl im Hals, das dann wiederum einen hartnäckigen Reizhusten auslöst. Nach dem Trinken oder dem Lutschen eines Bonbons bessern sich die Beschwerden.

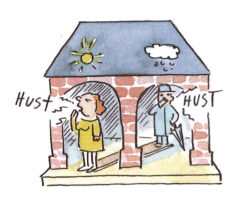

● Husten beim Gehen von warmen Räumen ins Kalte oder auch umgekehrt.

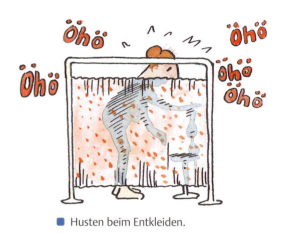

● Husten beim Entkleiden.

● Husten schlimmer gegen 23 Uhr.

● Husten beim Sprechen, Lachen oder sogar schon beim Einatmen.

● Husten schon durch geringsten äußeren Druck auf den Hals.

Sanguinaria canadensis (Kanadische Blutwurzel)

Der Husten von Sanguinaria ist meistens sehr trocken und verursacht brennende Schmerzen im Kehlkopf oder hinter dem Brustbein. Er wird durch ein starkes Kitzelgefühl im Hals ausgelöst und tritt häufig im Zusammenhang mit Magenbeschwerden, Allergien oder einer Erkältung auf. Der deutlichste Hinweis für das Arzneimittel Sanguinaria zeigt sich jedoch anhand der ungewöhnlichen Besserung der Hustenbeschwerden nach dem Aufstoßen oder Abgang von Winden.

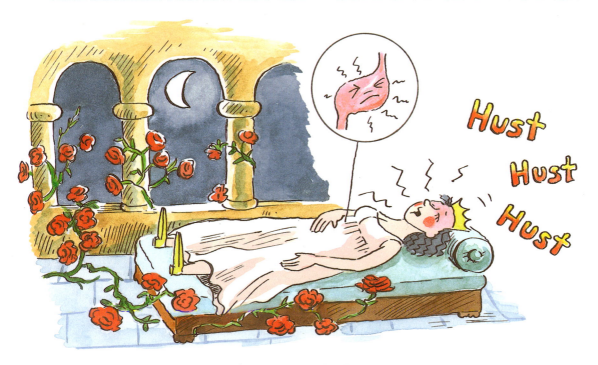

- Husten durch Magenbeschwerden oder Allergien; schlimmer nachts, im Liegen und durch Kälte.

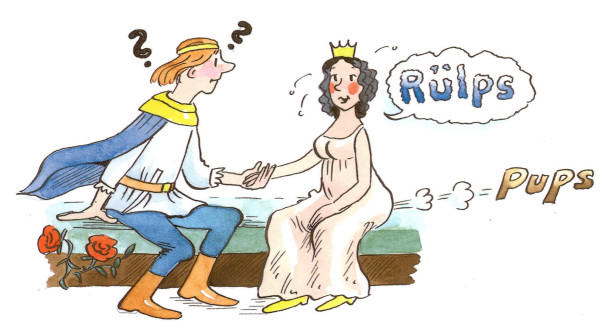

- Aufstoßen und Windabgang bessern den Husten.

Lokale und ausstrahlende Rückenschmerzen

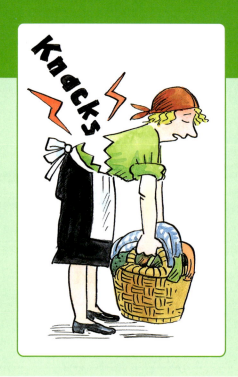

entwickeln sich häufig auf dem Boden vorhandener Bewegungseinschränkungen oder Funktionsstörungen im Körper. Diese können im Muskel- und Skelettsystem, den inneren Organen oder dem sogenannten kraniosakralen System vorliegen. Die Schmerzen entstehen durch die mangelnde Fähigkeit des Organismus, diese Läsionen noch länger zu kompensieren. Häufige Auslöser dieser Dekompensationen sind Überanstrengungen, eine schlechte Körperhaltung, akute Traumen oder seelische Belastungen.

Wichtige Arzneimittel für Patienten mit lokalen und ausstrahlenden Rückenschmerzen:

Aesculus hippocastanum, Berberis vulgaris, Colocynthis, Gnaphalium polycephalum, Kalium carbonicum, Kalium jodatum, Magnesium phosphoricum, Plumbum metallicum, Rhus toxicodendron, Tellurium metallicum

Weitere mögliche Arzneimittel:

Belladonna (Tollkirsche)
- plötzlicher Beginn mit heftigen Schmerzen
- häufig rechtsseitige Beschwerden
- Erschütterungen oder andere Bewegungen verschlimmern

Cimicifuga (Wanzenkraut)
- Nackenschmerzen, Rückenschmerzen oder Ischialgien mit starkem Steifigkeitsgefühl
- Nackenschmerzen verbunden mit geistiger Abstumpfung und Benommenheit
- oft bei Patienten, die unter einer einengenden Lebenssituation leiden (z. B. am Arbeitsplatz, während der Schwangerschaft oder in der Ehe)

Lachesis muta (Buschmeisterschlange)
- Ischialgie mit nach unten ausstrahlenden Schmerzen, oft vor allem in das Knie
- Patient reagiert äußerst überempfindlich auf kleinste Berührungen an Rücken oder Bein
- Besserung der Schmerzen im Liegen
- aber Verschlimmerung nachts und nach dem Schlaf

Natrium muriaticum (Kochsalz)
- Rückenschmerzen durch Kummer
- besser durch harten Druck: Patient drückt sich bewusst gegen Türrahmen oder legt sich ein Brett ins Bett

Nux vomica (Brechnuss)
- Schmerzen bei empfindlichen und schnell zornigen Patienten
- schlimmer morgens oder nachts beim Umdrehen im Bett, Patient muss sich beim Umdrehen aufrichten
- besser durch warme Anwendungen oder nach dem Stuhlgang

Lokale und ausstrahlende Rückenschmerzen

Aesculus hippocastanum (Gemeine Rosskastanie)

Aesculus-Patienten berichten häufig von einem Völlegefühl im Unterbauch und leiden passend dazu meistens auch unter Hämorrhoiden. Als weitere Reaktion dieser Völle und des damit verbundenen Staus in der Beckenregion entwickeln sich oft heftige Schmerzen im Bereich des Kreuzbeins. Die Schmerzen verschlimmern sich beim Aufstehen vom Sitzen, beim Gehen und auch beim Bücken.

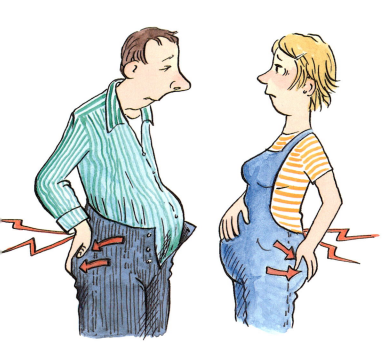

- Starkes Völlegefühl im Unterbauch; Bauchschmerzen erstrecken sich bis in den Rücken.

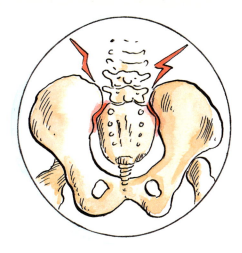

- Schmerzen und Schwächegefühl im Bereich des Kreuzbeins und der Iliosakralgelenke.

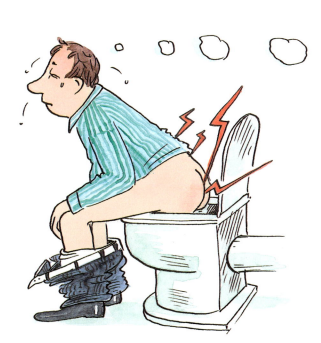

- Rückenschmerzen in Verbindung mit Hämorrhoiden.

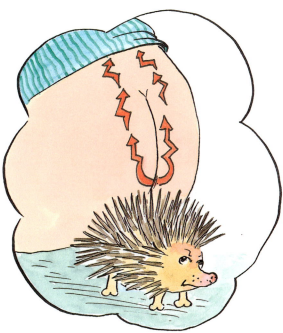

- Schmerzen, die sich vom Darmausgang nach oben zu den Iliosakralgelenken oder dem Rücken erstrecken.

Lokale und ausstrahlende Rückenschmerzen

Berberis vulgaris (Berberitze)

Die Schmerzen treten meist plötzlich auf und erstrecken sich, ausgehend von der Wirbelsäule, bis in den Bauch, die Genitalien und vor allem bis in die Beine. Besonders häufig aber strahlen die Schmerzen bis in die Rückseite der Oberschenkel. Diese Ausstrahlungen sind besonders charakteristisch für Berberis. Der Schmerz endet nie da, wo er entstand! Oft treten diese Beschwerden aufgrund urogenitaler Störungen auf und sind im Zusammenhang mit Nierensteinen, Blasenentzündungen oder der Menstruation anzutreffen.

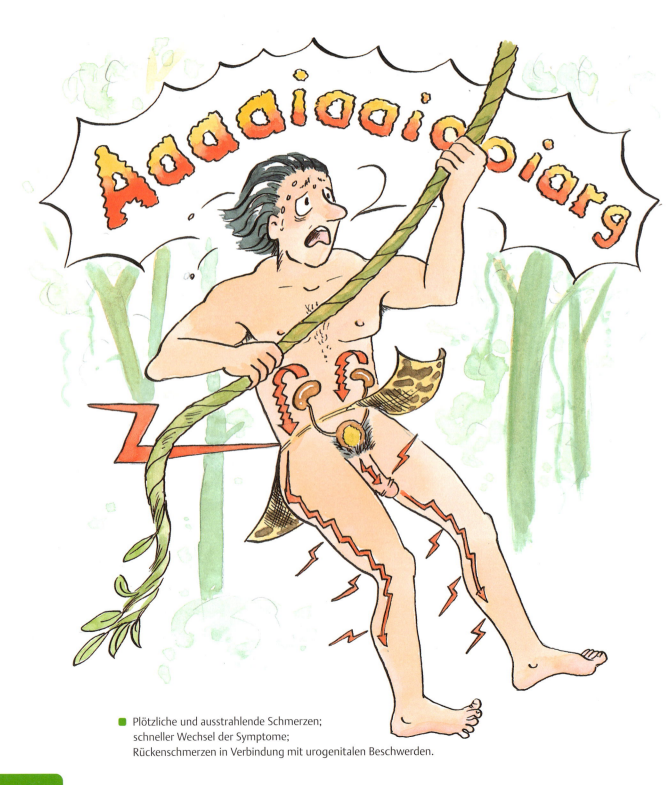

- Plötzliche und ausstrahlende Schmerzen; schneller Wechsel der Symptome; Rückenschmerzen in Verbindung mit urogenitalen Beschwerden.

Lokale und ausstrahlende Rückenschmerzen

Colocynthis (Koloquinte)

Die heftige Aufregung, die ein Mensch durch Kränkungen und Zorn erlebt, kann in ihrer Folge auch Rückenschmerzen oder eine Ischialgie verursachen, die dem Colocynthis-Bild entspricht. Kurz nach dem negativen Ereignis treten dann ganz plötzlich neuralgische Schmerzen auf, die sich beim Ausstrecken des Beins, durch Bewegungen und später auch durch Kälte und Feuchtigkeit verschlimmern. Durch Hitze, Druck oder das Anbeugen des betroffenen Beins bessern sich die Beschwerden.

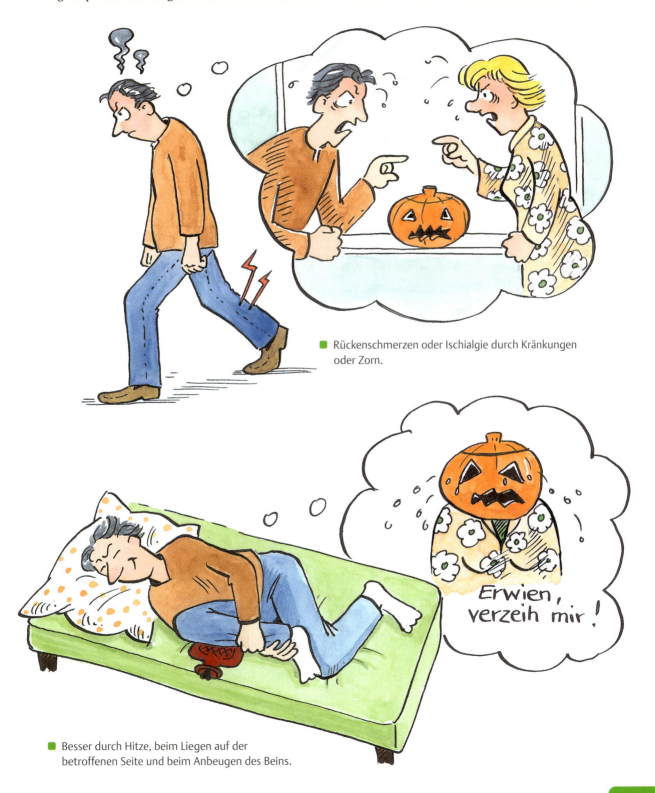

● Rückenschmerzen oder Ischialgie durch Kränkungen oder Zorn.

● Besser durch Hitze, beim Liegen auf der betroffenen Seite und beim Anbeugen des Beins.

Lokale und ausstrahlende Rückenschmerzen

Gnaphalium polycephalum (Wollkraut)

Die Hauptcharakteristik von Gnaphalium ist die Kombination von Schmerzen und Taubheitsgefühlen. Diese eigentlich ja gegensätzlichen Empfindungen treten entweder gemeinsam oder abwechselnd voneinander auf und sind meist bei rechtsseitigen Ischialgien anzutreffen. Die Beschwerden verschlimmern sich beim Bewegen, aber auch beim Stehen oder im Liegen. Durch das Anwinkeln des betroffenen Beins, beim Sitzen oder durch warme Anwendungen spüren die Patienten jedoch eine Linderung.

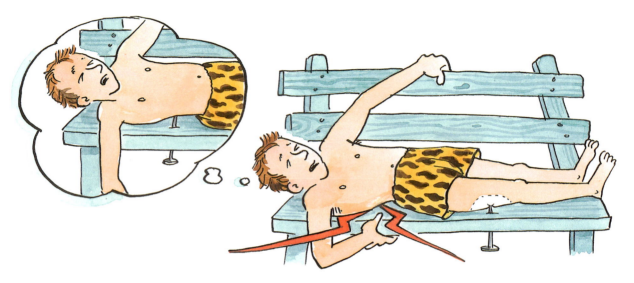

● Ischialgie mit Schmerzen und Taubheitsempfindungen – gleichzeitig oder auch abwechselnd.

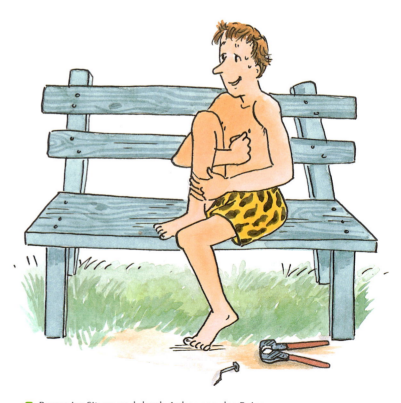

● Besser im Sitzen und durch Anbeugen des Beins.

Lokale und ausstrahlende Rückenschmerzen

Kalium carbonicum (Kaliumcarbonat)

Die Schmerzen von Kalium carbonicum sind oft stechend und strahlen von der Lendenwirbelsäule in das Gesäß aus oder ziehen noch weiter abwärts bis in die Rückseite des Beins. Dadurch werden die Patienten in eine Schonhaltung gezwungen, in der sie nur gebeugt sitzen oder gehen können. Die Beschwerden nehmen nachts an Stärke zu und treiben die Patienten besonders gegen 3 Uhr morgens aus dem Bett. Nach dem Umhergehen, durch gebeugtes Sitzen und vor allem aber durch Druck bessern sich die Schmerzen.

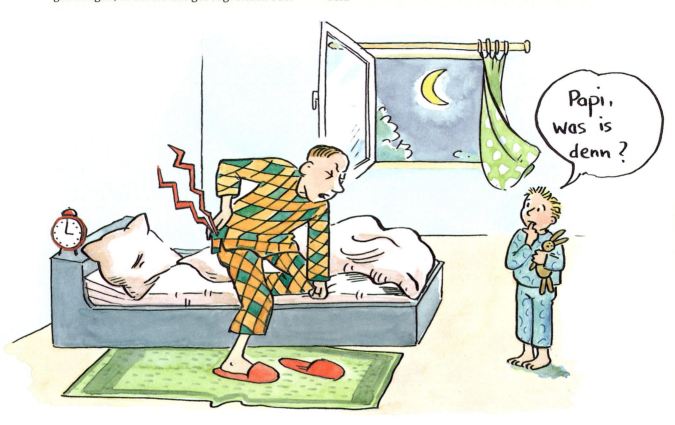

- Rückenschmerzen, die den Patienten nachts aus dem Bett treiben.

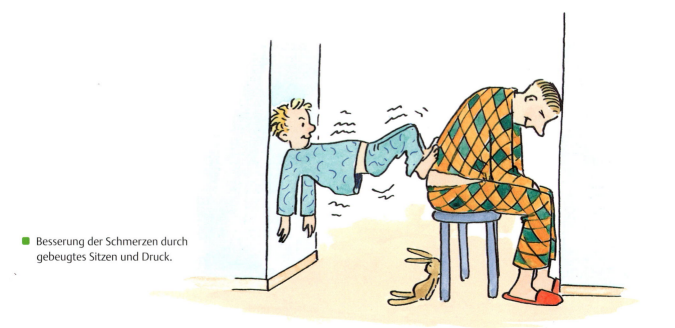

- Besserung der Schmerzen durch gebeugtes Sitzen und Druck.

Lokale und ausstrahlende Rückenschmerzen

Kalium jodatum (Kaliumjodid)

Die Ischialgie von Kalium jodatum verschlimmert sich deutlich in allen ruhigen Positionen, wie beim Liegen, Sitzen oder Stehen. Somit geht es den Patienten auch nachts meist schlecht, da sie hier neben der Nacht-*Ruhe* auch die Wärme und den Druck beim Liegen auf der schmerzhaften Seite nicht ertragen können. Die Patienten leiden sehr unter ihren starken Schmerzen und finden Erleichterung beim Anbeugen des Beins, durch kalte Anwendungen und besonders beim Bewegen und Gehen – vor allem an der frischen Luft.

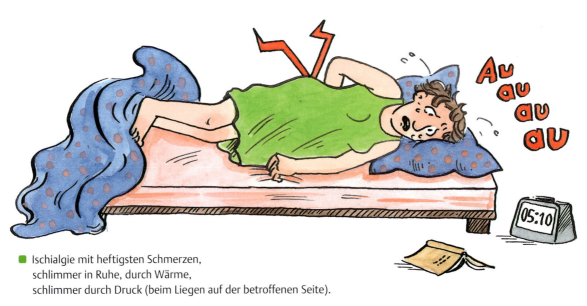

● Ischialgie mit heftigsten Schmerzen, schlimmer in Ruhe, durch Wärme, schlimmer durch Druck (beim Liegen auf der betroffenen Seite).

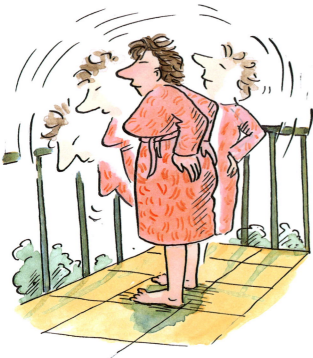

● Besser an der frischen Luft, durch Bewegungen ...

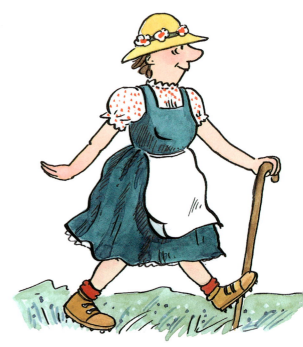

● ... und beim Gehen.

Lokale und ausstrahlende Rückenschmerzen

Magnesium phosphoricum (Magnesiumphosphat)

Die für Magnesium phosphoricum typischen Schmerzen treten äußerst plötzlich auf und schießen blitzartig in den Rücken oder in das rechte Bein. Sie werden deutlich durch Druck und Wärme – am besten sogar durch wirklich heiße Anwendungen – gebessert. Heiße Wärmflaschen oder Fangopackungen, an denen andere sich fast verbrennen würden, bringen diesen Patienten eine wohltuende Linderung!

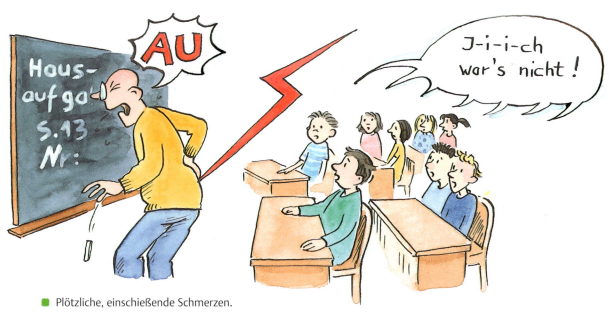

- Plötzliche, einschießende Schmerzen.

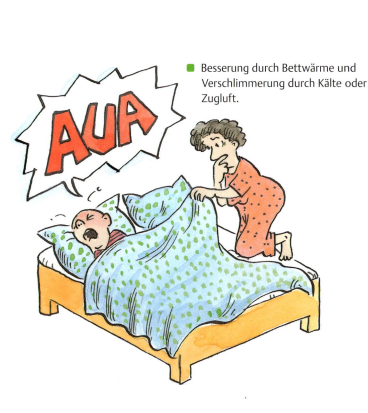

- Besserung durch Bettwärme und Verschlimmerung durch Kälte oder Zugluft.

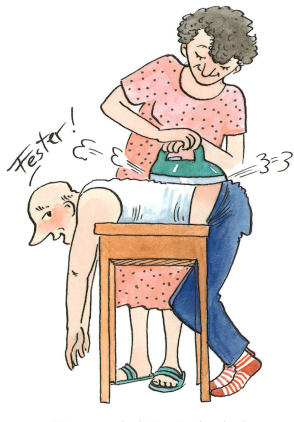

- Besserung durch Hitze, Druck und Reiben.

Lokale und ausstrahlende Rückenschmerzen

Plumbum metallicum (Blei)

Aufgrund einer Nervenwurzelschädigung kommt es hier zu neurologischen Ausfallerscheinungen, die neben starken Schmerzen auch zu Taubheitsempfindungen, Kraftverlust und später sogar zu Lähmungen der Muskulatur führen können. Mit zunehmender Erkrankungsdauer ziehen sich die Muskeln immer mehr zusammen und nehmen deutlich an Umfang ab. Diese Kombination von Zusammenziehen und Abmagerung ist ein weiterer deutlicher Hinweis auf Plumbum!

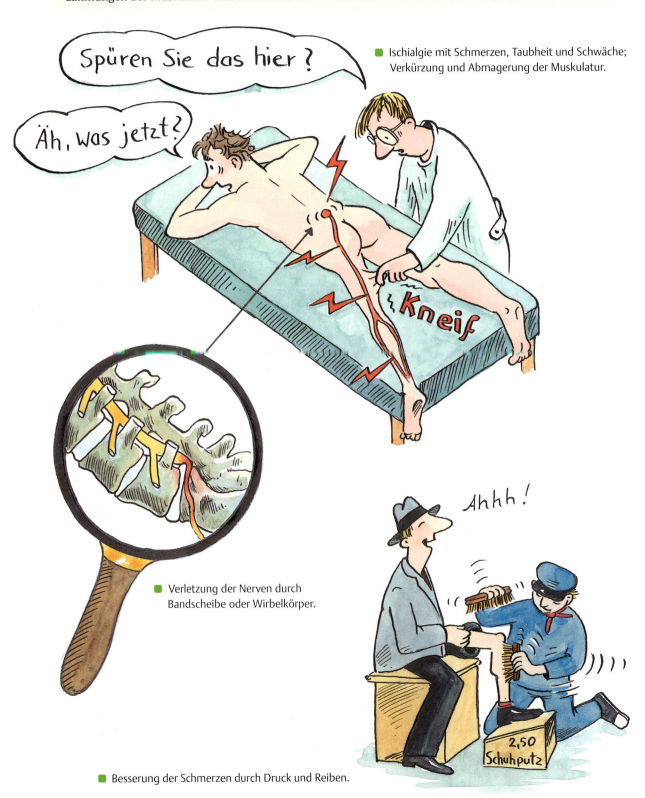

- Ischialgie mit Schmerzen, Taubheit und Schwäche; Verkürzung und Abmagerung der Muskulatur.
- Verletzung der Nerven durch Bandscheibe oder Wirbelkörper.
- Besserung der Schmerzen durch Druck und Reiben.

Lokale und ausstrahlende Rückenschmerzen

Rhus toxicodendron (Giftsumach)

Rhus-toxicodendron-Patienten klagen oft über starke Schmerzen, die mit Steifheit und Bewegungseinschränkungen einhergehen. Auffällig ist hier, im Gegensatz zu vielen anderen Schmerzpatienten, ein starker Bewegungsdrang, der einerseits die Steifheit, andererseits aber auch die Schmerzen bessert. Daher versuchen die Betroffenen, sich ständig zu bewegen und sind unruhig damit beschäftigt, eine bessere Sitzposition zu finden, sich zu strecken oder umherzugehen.

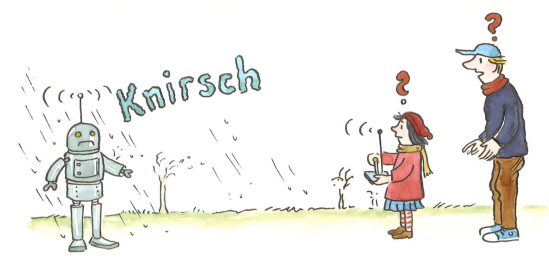

- Schmerzen und Steifigkeit, schlechter bei kaltem, feuchtem Wetter.

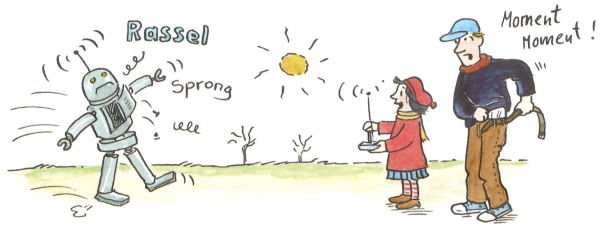

- Verschlimmerung der Schmerzen bei den ersten Bewegungen.

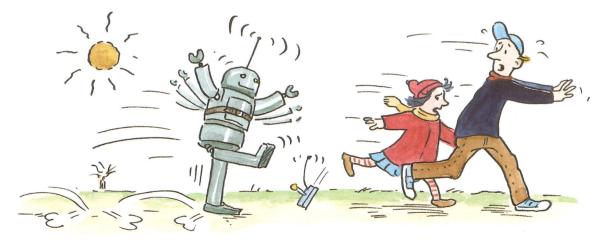

- Besser durch weitere Bewegungen, Druck und Wärme.
- Unruhiger Bewegungsdrang!

Lokale und ausstrahlende Rückenschmerzen

Tellurium metallicum (Tellur)

Typisch für Tellurium ist die Zunahme der Schmerzen bei jeglicher Druckerhöhung im Körper. So lösen Lachen, Husten, Niesen oder das Pressen bei der Darmentleerung Ischiasschmerzen aus, die sich oft vom Kreuzbein bis in die Rückseite des Oberschenkels erstrecken. Beim Beugen des Beins, durch Stehen oder während der Druckentlastung des Körpers durch das Urinieren verringern sich die Schmerzen.

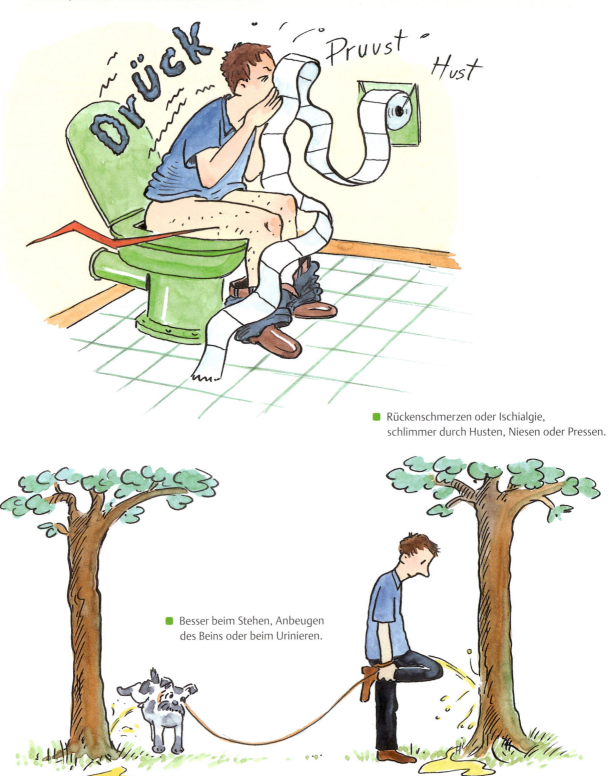

- Rückenschmerzen oder Ischialgie, schlimmer durch Husten, Niesen oder Pressen.

- Besser beim Stehen, Anbeugen des Beins oder beim Urinieren.

Gelenkerkrankungen

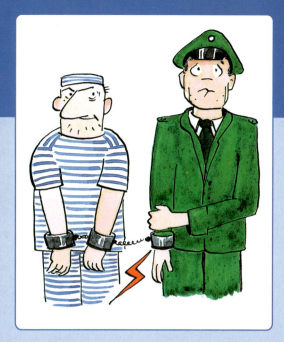

zeigen sich als Arthritis mit Entzündungen an einem oder mehreren Gelenken oder in Form der abnutzungsbedingten Arthrose. Die Arthritis kann sehr viele Ursachen haben. Sie entsteht u. a. durch Infektionen, Arzneimittelallergien oder entwickelt sich im Rahmen verschiedener Grunderkrankungen, wie beispielsweise Gicht, Morbus Bechterew oder entzündlicher Darmerkrankungen. Gelenkabnutzungen entstehen oft durch Bewegungseinschränkungen entfernt liegender Körperregionen. Deren ehemalige Funktion verlagert sich auf andere Körperstrukturen (und Gelenke!) und überfordert sie im Laufe der Zeit. Neben diesen möglichen Ursachen können sich Gelenkerkrankungen aber auch als eine direkte Reaktion des Organismus auf Stress oder seelische Belastungen entwickeln.

Wichtige Arzneimittel für Patienten mit Gelenkerkrankungen:

Acidum benzoicum, Argentum metallicum, Calcium fluoricum, Caulophyllum, Causticum, Colchicum autumnale, Dulcamara, Kalmia latifolia, Ledum palustre, Medorrhinum

Weitere mögliche Arzneimittel:

Actaea spicata (Christophskraut)
- Erkrankungen vor allem der kleinen Gelenke an Hand, Fingern (besonders Zeigefinger), Füßen und Zehen
- Schmerzen, Schwellung und Schwäche schon nach geringen Anstrengungen
- schlimmer durch Druck, Kälte oder Temperaturänderungen

Apis mellifica (Honigbiene)
- akute Gelenkentzündung mit Hitze, Rötung und starker Schwellung
- stechende und brennende Schmerzen
- Besserung durch kalte Anwendungen

Bryonia alba (Weiße Zaunrübe)
- stechende Gelenkschmerzen
- schlimmer durch die geringste Bewegung
- besser durch Druck und Liegen auf dem betroffenen Gelenk

Pulsatilla (Küchenschelle)
- wandernde Gelenkbeschwerden mit sehr veränderlichen Symptomen
- schlimmer durch Hitze
- besser durch kalte Anwendungen und an der frischen Luft

Rhus toxicodendron (Giftsumach)
- schlimmer in Ruhe und bei Bewegungsbeginn, aber besser durch fortgesetzte Bewegung
- ruhelose Versuche, sich ständig zu bewegen oder zu strecken
- schlimmer am Morgen und durch Kälte, besser durch Wärme

Gelenkerkrankungen

Acidum benzoicum (Benzoesäure)

Die Gelenkbeschwerden von Acidum benzoicum stehen in auffallendem Zusammenhang mit der Ausscheidungsfähigkeit der Nieren. Wird gut konzentrierter Harn ausgeschieden, fühlen sich die Patienten wohler und ihre Schmerzen lassen nach. Bei geringerer Harnausscheidung verschlimmern sich hingegen die Beschwerden. Die Gelenke sind aufgrund der chronischen Entzündungen oft deformiert und knacken laut beim Bewegen.

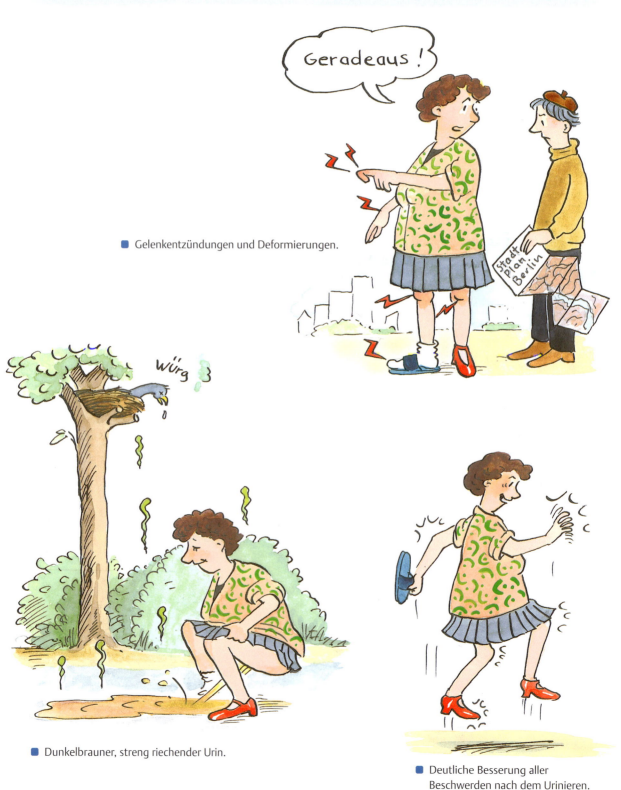

● Gelenkentzündungen und Deformierungen.

● Dunkelbrauner, streng riechender Urin.

● Deutliche Besserung aller Beschwerden nach dem Urinieren.

Gelenkerkrankungen

Argentum metallicum (Silber)

Argentum metallicum ist ein wichtiges Arzneimittel für Erkrankungen der Knorpelgewebe. Im Rahmen von entzündlichen und degenerativen Krankheiten kann der Knorpel anschwellen, sich verhärten oder an Substanz verlieren. Die Patienten leiden unter plötzlichen Schmerzen, die oft von innen nach außen ziehen und mit einer auffallenden Schwäche und Schwere der betroffenen Gliedmaßen oder Körperregion einhergehen.

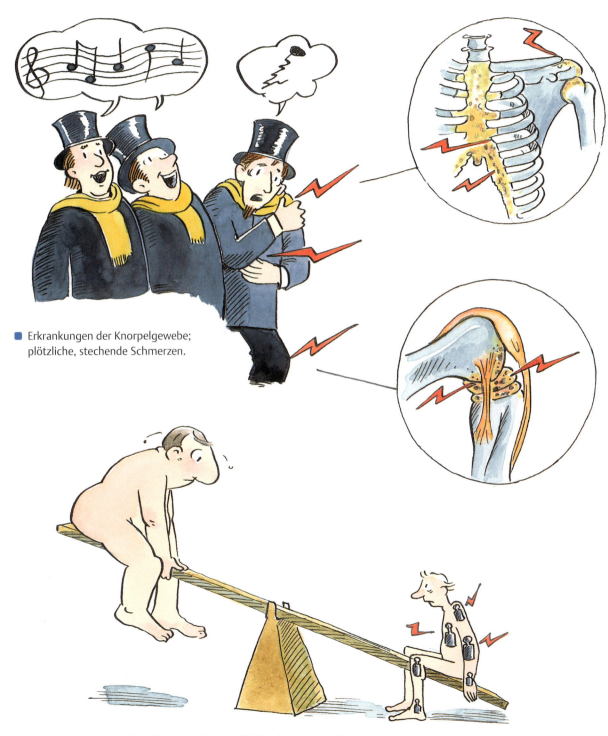

- Erkrankungen der Knorpelgewebe; plötzliche, stechende Schmerzen.

- Schwäche und Schweregefühl in den Extremitäten.

Gelenkerkrankungen

Calcium fluoricum (Calciumfluorid)

Calcium-fluoricum-Patienten leiden unter auffallenden Verhärtungen und Verkalkungen am Bewegungsapparat. Durch chronische Entzündungen bildet sich überschießendes Knochenwachstum, das zu Schmerzen, Bewegungseinschränkungen und später sogar zu starken Deformierungen der Gelenke führen kann. Die Schmerzen verschlimmern sich bei Bewegungsbeginn, bessern sich aber bei fortgesetzter Bewegung.

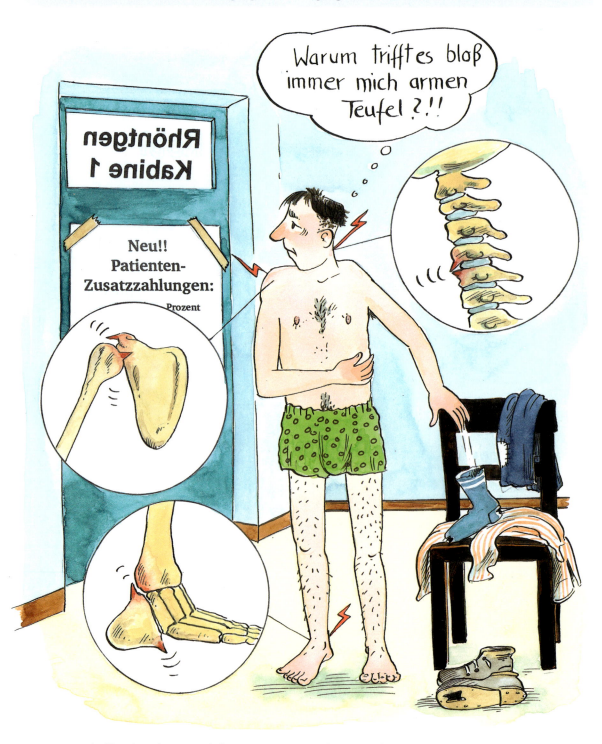

● Gelenkbeschwerden mit Verkalkungen, Exostosen und später auch Deformierungen.

Gelenkerkrankungen

Caulophyllum thalictroides (Frauenwurzel)

Caulophyllum ist ein wichtiges Arzneimittel für rheumatische Entzündungen der kleinen Gelenke an Fingern und Zehen. Diese Entzündungen treten oft im Zusammenhang mit hormonellen Veränderungen wie der Menstruation, der Geburt oder den Wechseljahren auf und „wandern" oft von einem Gelenk zum nächsten. Das akut betroffene Gelenk schwillt hierbei an, schmerzt und knackt oft beim Bewegen. Durch die langfristigen degenerativen Prozesse bilden sich sogenannte „Gichtknoten" im Gelenk.

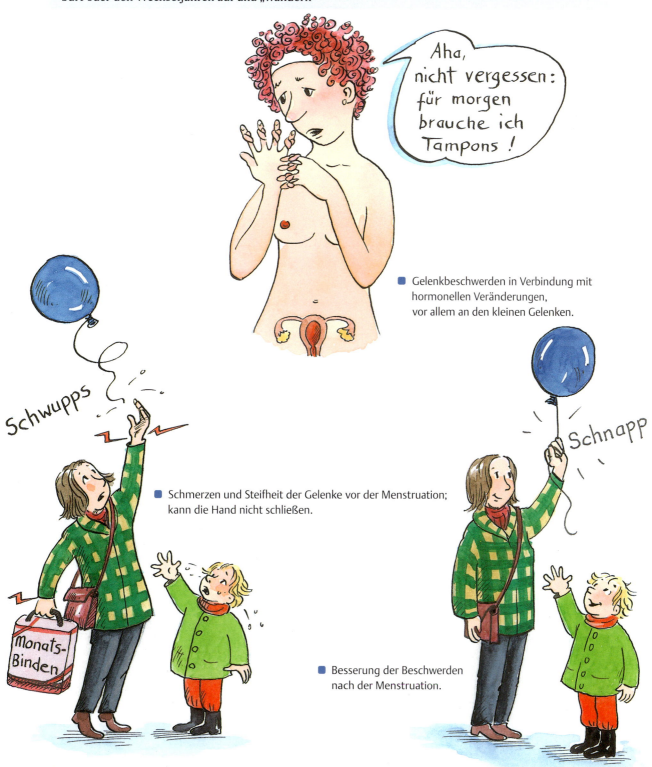

- Gelenkbeschwerden in Verbindung mit hormonellen Veränderungen, vor allem an den kleinen Gelenken.

- Schmerzen und Steifheit der Gelenke vor der Menstruation; kann die Hand nicht schließen.

- Besserung der Beschwerden nach der Menstruation.

Gelenkerkrankungen

Causticum („Hahnemanns Ätzstoff")

Causticum-Patienten werden oft von Verkrampfungen oder Sehnenverkürzungen geplagt und diese Tendenz des „Zusammenziehens" kann im Verlauf der Erkrankungsjahre zu immer weiter fortschreitenden Gelenkdeformationen führen. Die Gelenke fühlen sich steif an, sind schwach und knacken laut bei Bewegungen. Wärme lindert die Beschwerden, aber im Gegensatz zu den meisten anderen Arzneimitteln bessern sich die Symptome von Causticum auffallend auch bei regnerischem Wetter.

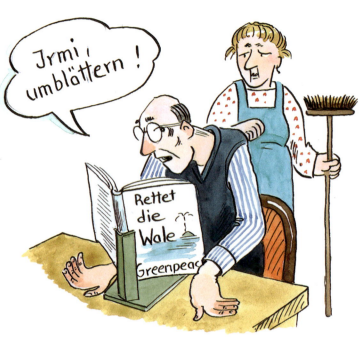

- Gelenkbeschwerden und Muskelkontrakturen mit Steifheit und Schwäche; später auch Gelenkdeformierungen.

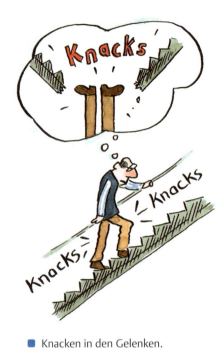

- Knacken in den Gelenken.

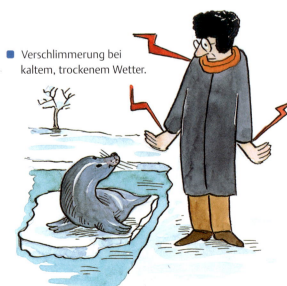

- Verschlimmerung bei kaltem, trockenem Wetter.

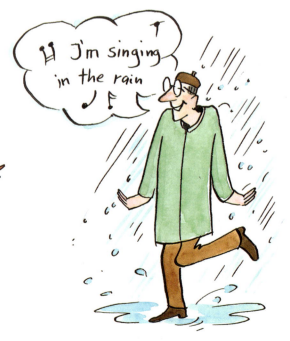

- Besserung bei Regenwetter.

Gelenkerkrankungen

Colchicum autumnale (Herbstzeitlose)

Colchicum ist ein bewährtes Arzneimittel für rheumatische Erkrankungen und hier besonders für Gicht. Die Gelenke sind entzündlich geschwollen, schmerzen stark und sind außerordentlich berührungsempfindlich. Ähnlich wie bei *Bryonia* verschlimmern sich die Schmerzen schon durch kleinste Bewegungen. Die Patienten frieren leicht, fühlen sich oft schwach und sind durch ihren schlechten Zustand äußerst reizbar.

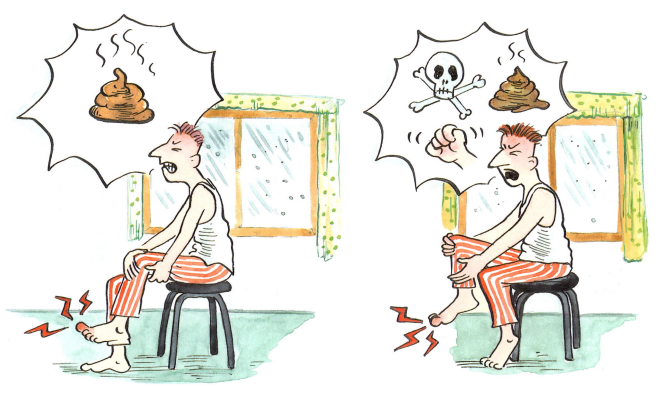

- Gicht oder andere Gelenkentzündungen mit starken Schmerzen und deutlicher Verschlimmerung schon durch kleinste Bewegungen.

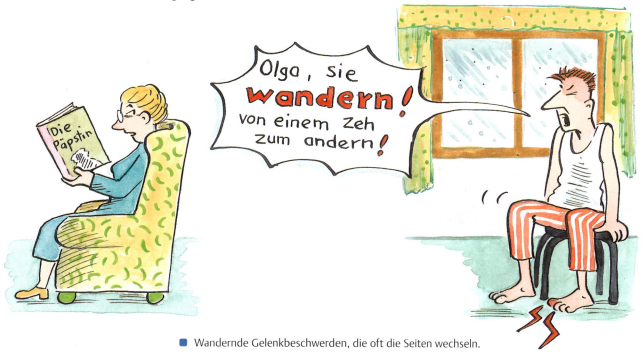

- Wandernde Gelenkbeschwerden, die oft die Seiten wechseln.

Gelenkerkrankungen

Dulcamara (Bittersüß)

Dulcamara ist eines der wichtigsten Arzneimittel für Beschwerden, die nach Durchnässung oder Unterkühlung auftreten. Nasskaltes Wetter, Schwimmbadbesuche oder Arbeit in feuchten, kühlen Räumen lösen verschiedenste Schmerzen an Muskeln und Gelenken aus, die sich erst durch Wärme und Bewegungen wieder bessern.

- Gelenkbeschwerden durch nasskaltes Wetter …

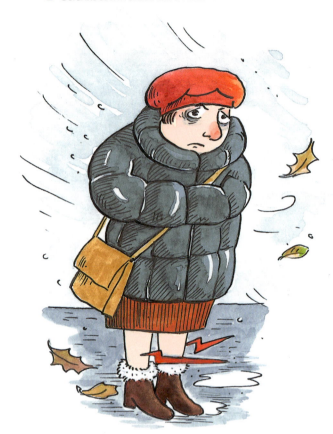

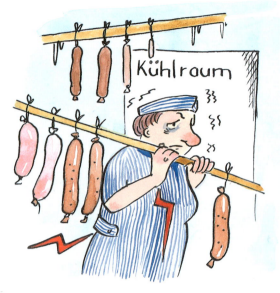

- … Arbeit in feuchten, kühlen Räumen …

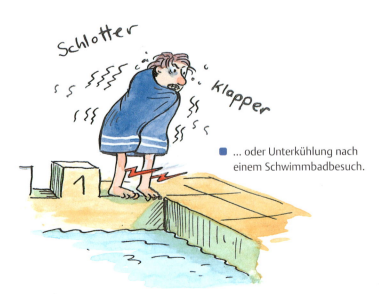

- … oder Unterkühlung nach einem Schwimmbadbesuch.

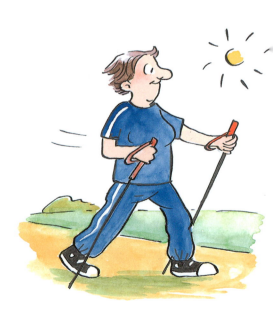

- Besserung bei warmem Wetter und durch Bewegung

Gelenkerkrankungen

Kalmia latifolia (Berglorbeer)

Die rheumatischen Beschwerden von Kalmia treten meist ganz plötzlich auf. Sie verbleiben eine Zeit lang an einem Gelenk und verschwinden so schnell wieder, wie sie kamen – bevor sie dann später an einem anderen Gelenk wieder auftauchen. Der Schmerz ist sehr heftig und strahlt charakteristisch nach unten in tiefer gelegene Gelenke oder Körperregionen aus.
Kälte und Bewegung verschlimmern die Beschwerden, während warme Anwendungen sie deutlich bessern.

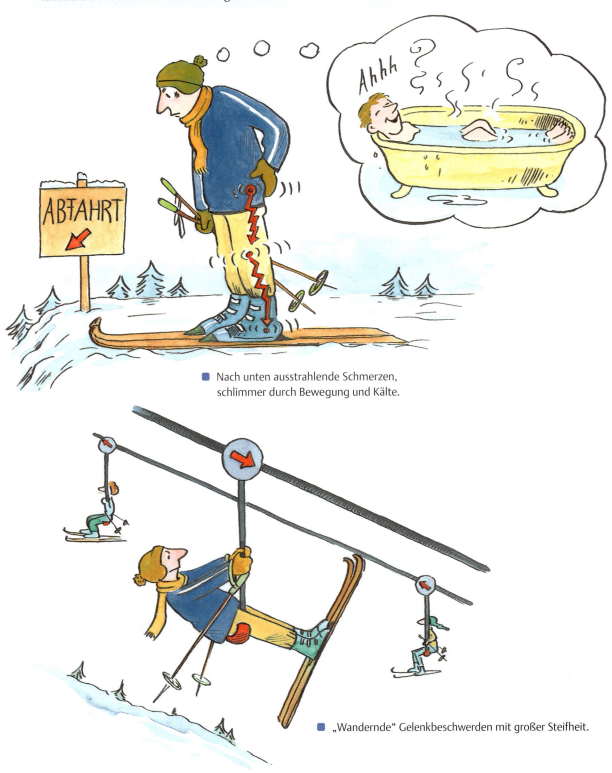

- Nach unten ausstrahlende Schmerzen, schlimmer durch Bewegung und Kälte.

- „Wandernde" Gelenkbeschwerden mit großer Steifheit.

75

Gelenkerkrankungen

Ledum palustre (Sumpfporst)

Die rheumatischen Beschwerden von Ledum beginnen meist an den unteren Gelenken, vor allem am Fuß, und steigen dann im Laufe der Zeit nach oben zu den höher liegenden Gelenken auf. Das betroffene Gelenk ist geschwollen und fühlt sich für eine Entzündung ungewöhnlich kühl an. Die Patienten frieren im Allgemeinen schnell, und daher ist es ebenfalls ungewöhnlich, dass von ihnen nun ausgerechnet kalte Anwendungen am Gelenk als sehr wohltuend empfunden werden.

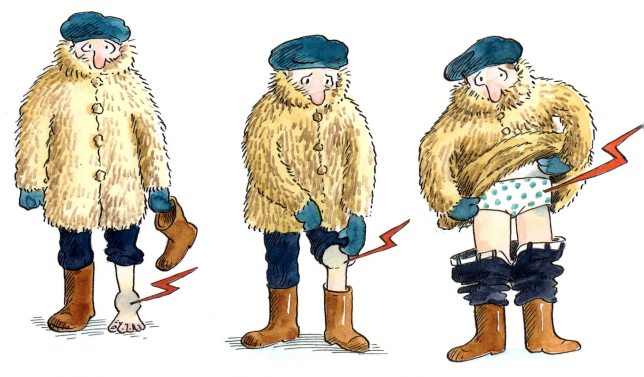

- Gelenkbeschwerden, die an unteren Gelenken beginnen und sich später nach oben fortsetzen; Gelenk ist geschwollen, blass oder bläulich verfärbt und fühlt sich kalt an.

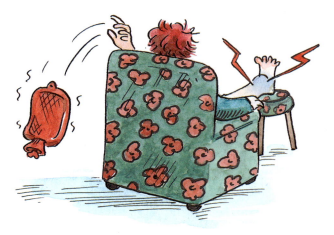

- Wärme verschlimmert.

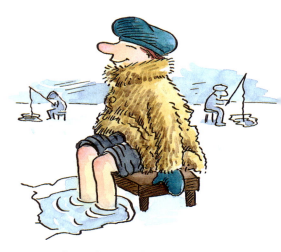

- Patient friert, aber Kälte bessert seine Beschwerden.

Gelenkerkrankungen

Medorrhinum (Nosode, hergestellt aus Trippersekret)

Infolge einer nur ungenügend behandelten Trippererkrankung leiden Medorrhinum-Patienten im Laufe der Monate und Jahre zunehmend unter rheumatischen Beschwerden. Diese können an jedem Gelenk auftreten, finden sich aber gehäuft an den Füßen, Knien oder Fingern. Am Morgen und bei nasskaltem Wetter verschlimmern sich die Beschwerden, während sie nachts oder am Meer auffallend besser werden. Medorrhinum ist ein wichtiges Arzneimittel für Morbus Reiter.

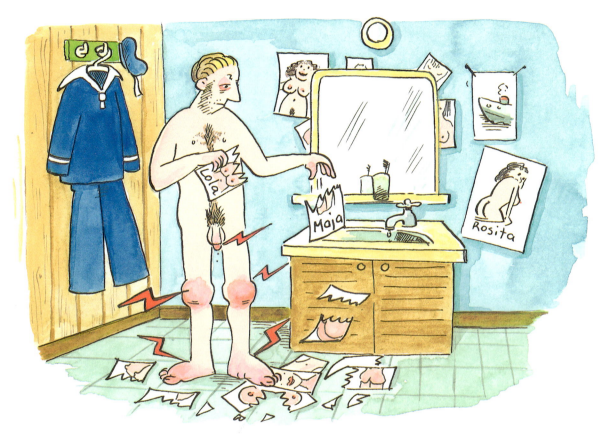

- Gelenkbeschwerden in Verbindung mit Harnweg- und Bindehautentzündungen und Geschlechtskrankheit in der Anamnese.

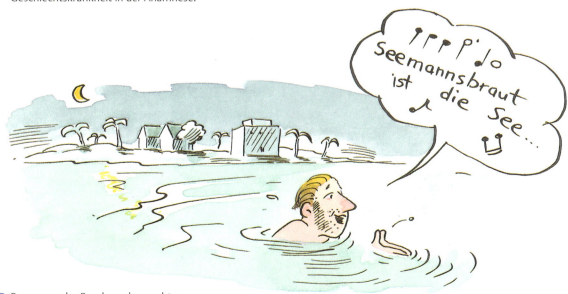

- Besserung der Beschwerden nachts; am Meer oder durch Schwimmen im Meer.

Muskelkrämpfe

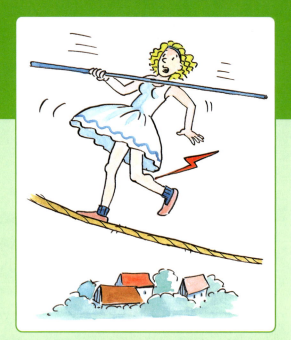

sind schmerzhafte und unwillkürliche Anspannungen der Muskulatur. Sie können an der Skelettmuskulatur, aber auch an muskulären Hohlorganen wie dem Darm, der Gallenblase oder den Bronchien auftreten. Krämpfe entstehen durch Überanstrengungen, Störungen des Flüssigkeits- und Elektrolythaushalts oder zeigen sich als Begleitsymptome internistischer und neurologischer Krankheiten. Eine weitere wichtige Ursache für die Beschwerden sind psychosoziale Belastungen, denn häufig ereigneten sich vor dem Auftreten der körperlichen Verkrampfungen heftige Erlebnisse, Aufregungen, Kummer oder Zorn.

Wichtige Arzneimittel für Patienten mit Muskelkrämpfen:

Calcium carbonicum, Causticum, Cuprum metallicum, Magnesium carbonicum, Magnesium phosphoricum

Weitere mögliche Arzneimittel:

Colocynthis (Koloquinte)

- Krämpfe nach Kränkung oder Zorn
- besser durch festen Druck oder Anbeugen der betroffenen Muskeln

Ignatia amara (Ignatiusbohne)

- Beschwerden durch Kummer – und hier oft Liebeskummer
- gesteigerte Erregbarkeit, widersprüchliche Symptome und hysterisches Verhalten
- Krämpfe und Zuckungen

Nux vomica (Brechnuss)

- Muskelverkürzungen; Krämpfe und Zuckungen
- besser durch Wärme und Ruhe
- überlastete, ungeduldige und reizbare Patienten

Stannum metallicum (Zinn)

- starke Schwäche, oft im Rahmen von Atemwegserkrankungen
- Schreibkrampf

Veratrum album (Brechwurz)

- Erbrechen mit oft gleichzeitigem Durchfall
- Krämpfe durch den Flüssigkeitsverlust
- zunehmende Entkräftung
- kalte Haut, kalter Schweiß auf der Stirn und kalter Atem

Calcium carbonicum (Austernschalenkalk)

Die gewissenhafte Ausführung der beruflichen Tätigkeiten führt bei pflichtbewussten Calciumcarbonicum-Menschen häufig zu Überarbeitung und Erschöpfung. Die entkräfteten Patienten leiden unter einer Vielzahl von Beschwerden und entwickeln als Zeichen ihrer muskulären Überbeanspruchung häufig Krämpfe. Diese können direkt bei einer Anstrengung, aber auch in der Ruhe nachts im Bett auftreten. Ungewöhnlich für Calcium carbonicum ist die häufige Linderung der Schmerzen durch das Anbeugen des betroffenen Körperteils.

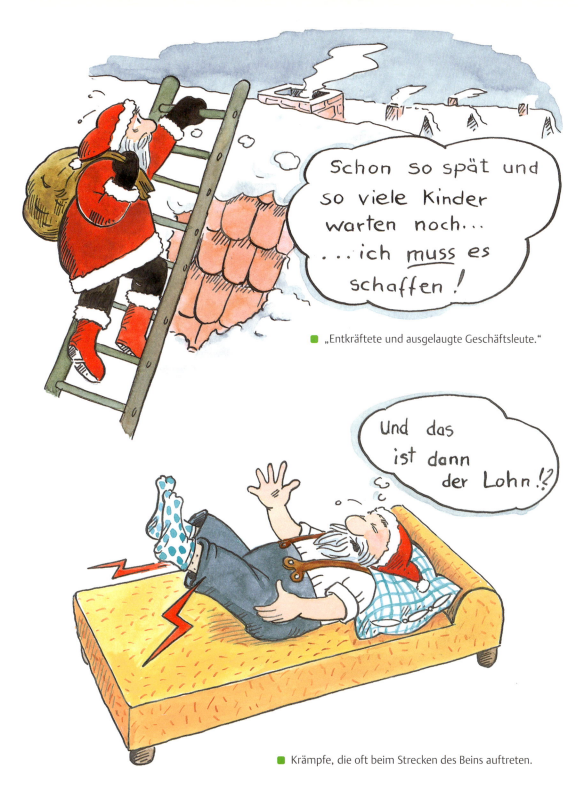

„Entkräftete und ausgelaugte Geschäftsleute."

Krämpfe, die oft beim Strecken des Beins auftreten.

Muskelkrämpfe

Causticum („Hahnemanns Ätzstoff")

Der empfindliche und mitfühlende Charakter eines Causticum-Menschen, der gepaart mit einem unumstößlich idealistischen Weltbild gegen die Ungerechtigkeiten des Lebens kämpft, kann auf Dauer durch ewige Widerstände oder bittere Kummererlebnisse verhärten. Diese Verhärtungen zeigen sich unter anderem auch in der Muskulatur und können zu chronischen Muskelverspannungen oder Krämpfen führen.

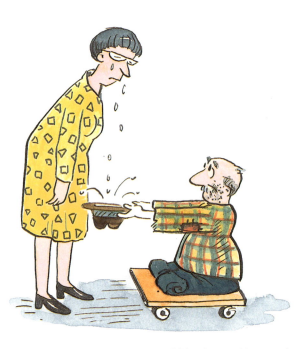
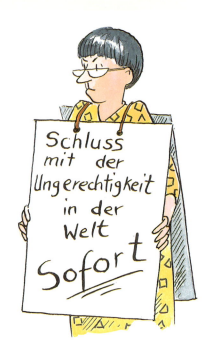

■ Mitfühlende, sensible Menschen mit einem starken Gerechtigkeitssinn ...

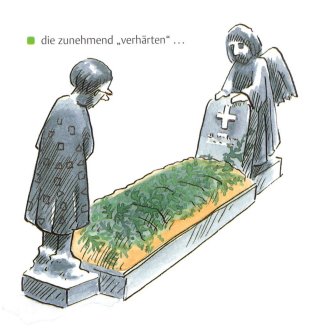

■ die zunehmend „verhärten" ...

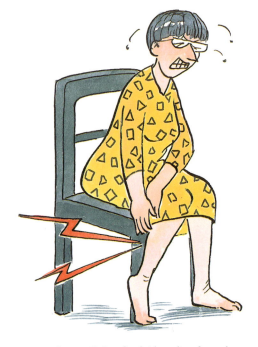

■ ... und unter Krämpfen leiden, die oft an den Unterschenkeln oder der Achillessehne auftreten.

Cuprum metallicum (Kupfer)

Die Unterdrückung von Wut oder anderen impulsiven Reaktionen führt zu einem emotionalen Anstau, der sich auf der körperlichen Ebene durch Krämpfe entladen kann. Diese treten bei Cuprum vor allem in entspannten Situationen auf, wie beim Ausruhen oder im Schlaf, und sind meist so schmerzhaft, dass die Patienten dann plötzlich laut aufschreien müssen. Die Krämpfe beginnen meistens an den Füßen oder Händen und setzen sich von dort aus häufig nach oben in die Beine oder Arme fort.

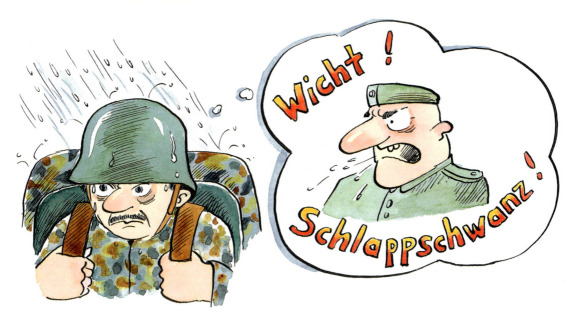

■ Beschwerden durch unterdrückten Zorn.

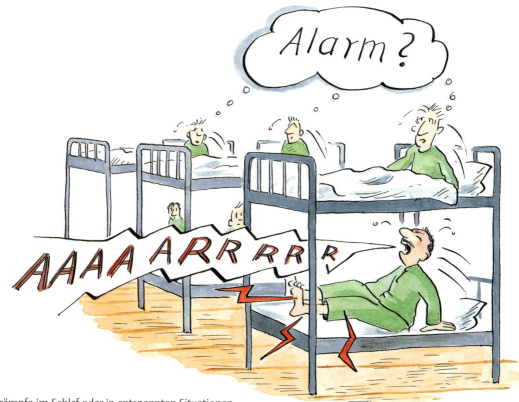

■ Krämpfe im Schlaf oder in entspannten Situationen.

Muskelkrämpfe

Magnesium carbonicum (Magnesiumcarbonat)

Widrige Lebensumstände führen oft zu einem für Magnesium carbonicum typischen Krankheitsbild, das durch Leber- und Stoffwechselerkrankungen und eine Übersäuerung des Organismus gekennzeichnet ist. Die Patienten sind ständig müde, leiden unter einer Vielzahl von Schmerzen und riechen oft auch säuerlich. Passend zu diesem erschöpften und übersäuerten Gesamtzustand zeigt sich auch die Neigung zu Verkrampfungen. Diese können zu allen Tageszeiten auftreten, erscheinen häufiger aber beim Liegen.

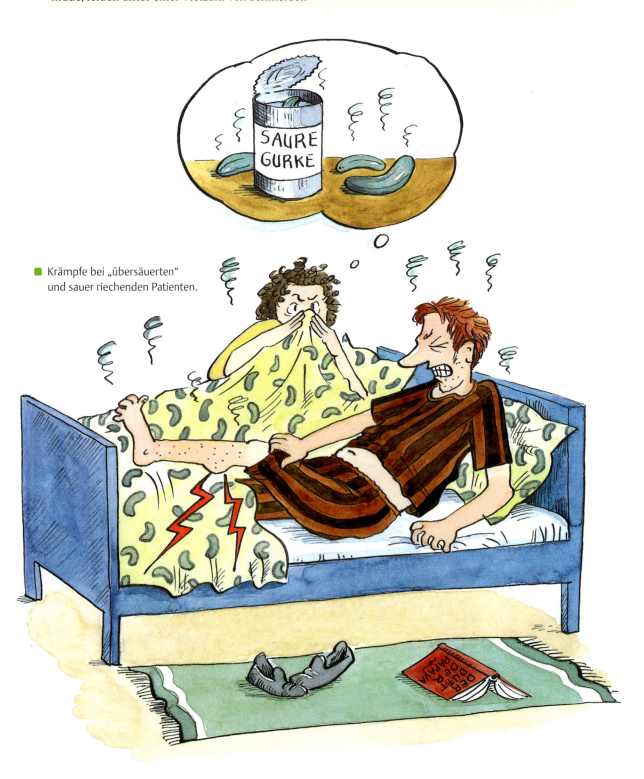

- Krämpfe bei „übersäuerten" und sauer riechenden Patienten.

Magnesium phosphoricum (Magnesiumphosphat)

Durch regelmäßige und lang andauernde Bewegungen – ohne ausreichende Pausen – kommt es zu einer Verschlechterung des muskulären Stoffwechsels und einer erhöhten Verkrampfungsneigung der Muskulatur. Hieraus kann sich ein Magnesium-phosphoricum-Zustand entwickeln, der sich vor allem durch Verkrampfungen an der Hand- und Fingermuskulatur bemerkbar macht. Die Krämpfe treten hier besonders auf der rechten Körperhälfte auf und bessern sich deutlich durch Reiben, Druck oder Hitze.

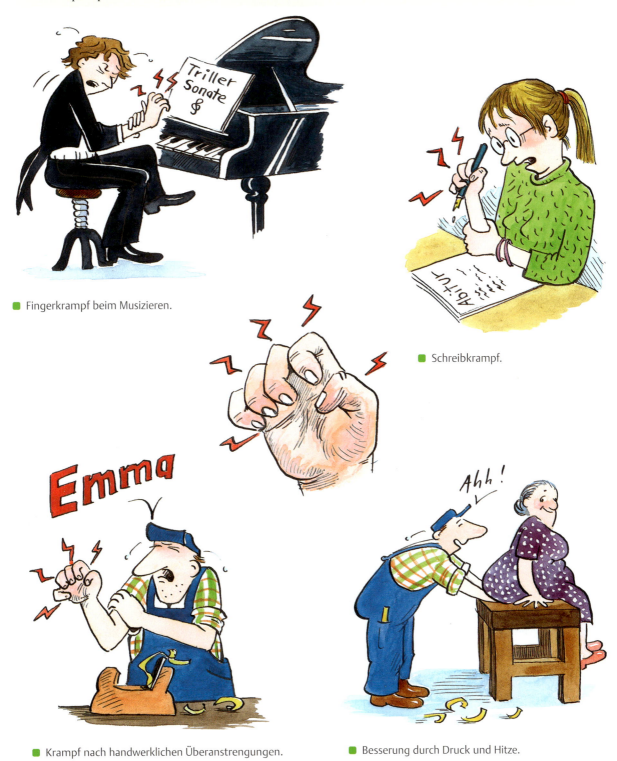

- Fingerkrampf beim Musizieren.
- Schreibkrampf.
- Krampf nach handwerklichen Überanstrengungen.
- Besserung durch Druck und Hitze.

Entzündungen der Sehnen und Sehnenscheiden

entstehen durch Überlastungen oder entwickeln sich im Rahmen anderer entzündlicher rheumatischer Erkrankungen. Durch die Entzündung kommt es zu einer Verdickung der Sehne und zu einer Verengung der Sehnenscheide, wodurch die natürliche Gleitfähigkeit eingeschränkt wird. In der Folge entstehen Schmerzen und weitere Bewegungseinschränkungen. Neben der Gabe eines geeigneten homöopathischen Medikaments ist es wichtig, die Ursache (z. B. schlechter Trainings- oder Gesundheitszustand, mangelnde Beweglichkeit, zu einseitige berufliche Tätigkeiten) der Überlastungen zu erkennen, sich ihr anzupassen oder sie zu umgehen.

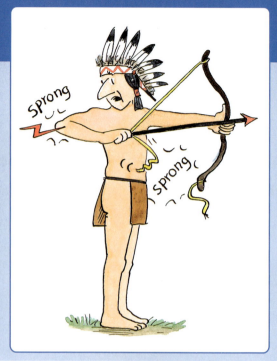

Wichtige Arzneimittel für Patienten mit Tendinitis:

Agaricus muscarius, Bryonia alba, Phytolacca decandra, Rhododendron chrysantum, Ruta graveolens

Weitere wichtige Arzneimittel:

Anacardium orientale (Malakkanuss)

- Schmerzen und Schwäche, begleitet von dem ungewöhnlichen Gefühl eines Bands um die betroffene Region (z. B. am Handgelenk)

Apis mellifica (Honigbiene)

- akute Entzündung mit Hitze, Rötung und Schwellung
- brennende oder stechende Schmerzen
- Besserung durch Kälte

Ledum palustre (Sumpfporst)

- schmerzhafte Region fühlt sich kalt an und bessert sich auch durch Kälte

Rhus toxicodendron (Giftsumach)

- schlimmer in Ruhe und bei Bewegungsbeginn, aber besser durch fortgesetzte Bewegung
- ruhelose Versuche, sich ständig zu bewegen oder zu strecken
- schlimmer am Morgen und durch Kälte, besser durch Wärme

Sanguinaria canadensis (Kanadische Blutwurzel)

- Entzündung der Sehnen der Schulter, meist auf der rechten Seite
- schlimmer nachts, beim Liegen auf der betroffenen Seite oder beim Umdrehen im Bett
- schlimmer beim Heben des Arms

Entzündungen der Sehnen und Sehnenscheiden

Agaricus muscarius (Fliegenpilz)

Häufige Überbelastungen von Sehnen können zu einer Agaricus-typischen Entzündung führen, die sich oft durch eine Kombination von stechenden Schmerzen in Verbindung mit unwillkürlichen Muskelzuckungen zu erkennen gibt. Die stechenden Schmerzen werden häufig als eiskalte oder seltener als heiße Nadelstiche empfunden.

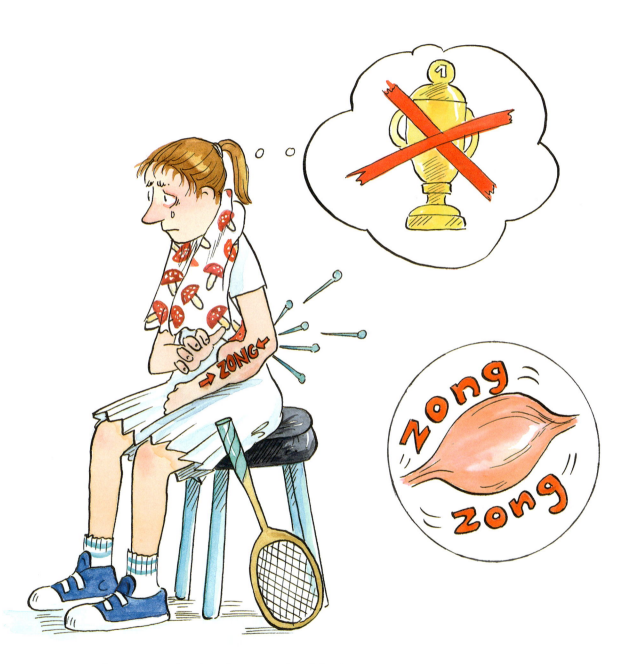

■ Entzündungen mit stechenden Schmerzen und Muskelzuckungen.

Entzündungen der Sehnen und Sehnenscheiden

Bryonia alba (Weiße Zaunrübe)

Wie alle anderen Bryonia-Symptome zeichnet sich auch die Sehnenentzündung durch eine deutliche Verschlimmerung bei schon kleinsten Bewegungen aus. Daher schonen die Patienten wenn möglich die betroffene Stelle und wollen am liebsten in Ruhe abwarten, bis die Schmerzen wieder vergehen. Wärme und Druck bessern die Beschwerden.

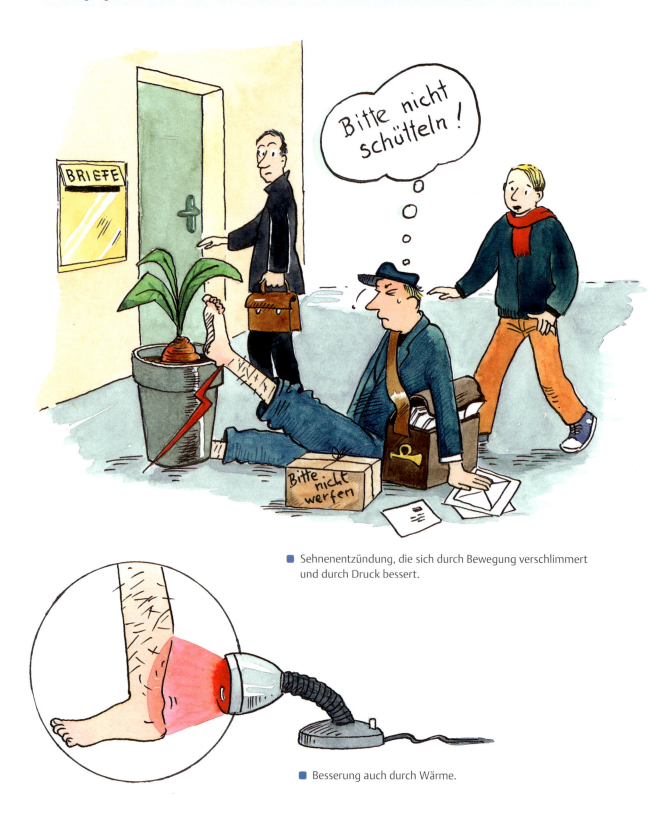

■ Sehnenentzündung, die sich durch Bewegung verschlimmert und durch Druck bessert.

■ Besserung auch durch Wärme.

Entzündungen der Sehnen und Sehnenscheiden

Phytolacca decandra (Kermesbeere)

Die Schmerzen von Phytolacca lokalisieren sich, ähnlich wie bei *Rhus toxicodendron* oder *Rhododendron* an den direkten Ansatzstellen der Sehnen am Knochen. Alle genannten Arzneimittel entwickeln einen unruhigen Bewegungsdrang, der bei Phytolacca – im Gegensatz zu den anderen Mitteln – jedoch die Schmerzen nicht bessert, sondern sogar verschlimmert.

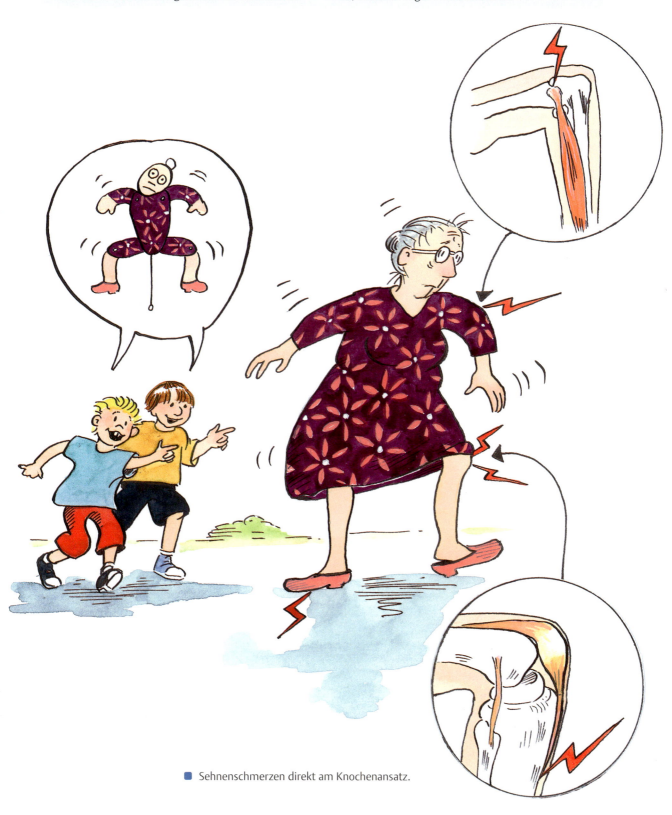

■ Sehnenschmerzen direkt am Knochenansatz.

Entzündungen der Sehnen und Sehnenscheiden

Rhododendron chrysantum (Sibirische Schneerose)

Es besteht eine große Ähnlichkeit von Rhododendron zu *Rhus toxicodendron*. Beide Arzneimittel werden mit Erfolg bei Patienten mit rheumatischen Schmerzen an Muskeln, Sehnen und Gelenken angewendet, die sich durch Bewegungen und Wärme bessern, aber durch kaltes, nasses Wetter stark verschlimmern. Die für Rhododendron typischen Symptome verschlechtern sich aber besonders deutlich vor warmen Föhnwinden, Sturm oder Gewitter.

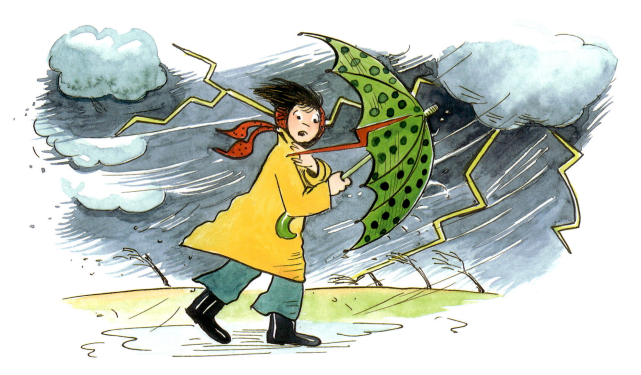

■ Beschwerden durch Sturm, Gewitter und feuchtes Wetter.

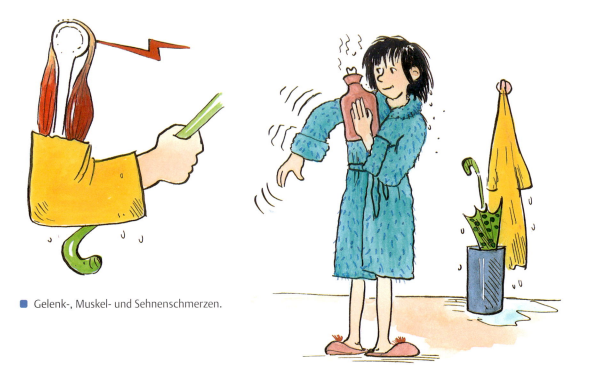

■ Gelenk-, Muskel- und Sehnenschmerzen.

■ Besserung der Schmerzen durch Wärme und Bewegung.

Entzündungen der Sehnen und Sehnenscheiden

Ruta graveolens (Gartenraute)

Ruta ist ein wichtiges Arzneimittel für überlastete Sehnen oder verstauchte Gelenke und daher besonders häufig bei handwerklich tätigen Menschen angezeigt. Die Patienten klagen über schmerzhafte Entzündungen, die zu einer starken Steifheit und aufgrund lokaler Schwellungen und Zystenbildungen der Sehnen zur Entwicklung sogenannter „Überbeine" führen können.

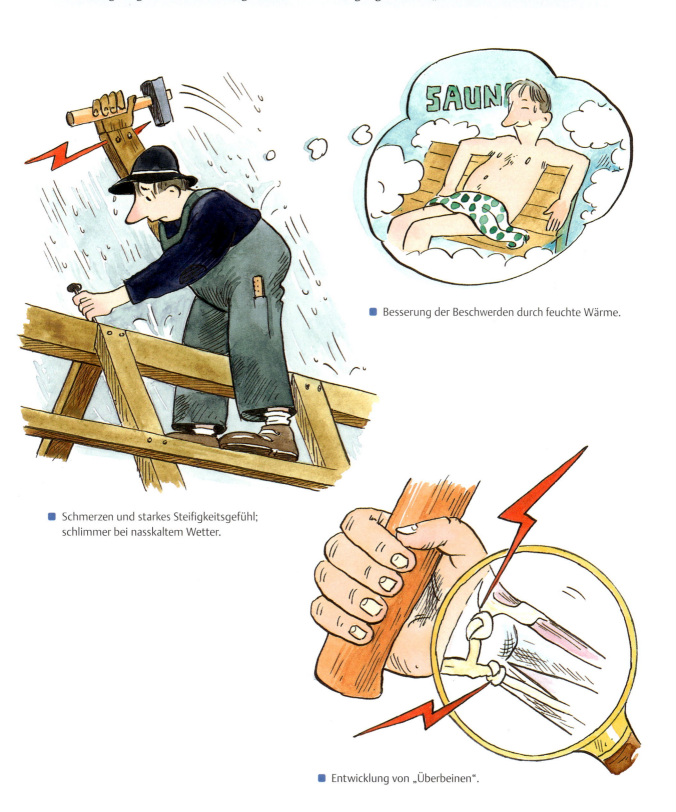

- Besserung der Beschwerden durch feuchte Wärme.
- Schmerzen und starkes Steifigkeitsgefühl; schlimmer bei nasskaltem Wetter.
- Entwicklung von „Überbeinen".

Magenschmerzen

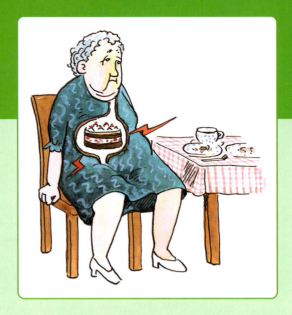

treten im Rahmen fast aller Magenerkrankungen auf und können aber auch durch Erkrankungen anderer Organe wie Leber, Galle, Bauchspeicheldrüse und Herz in die Magenregion hinein projiziert werden. Bewegungseinschränkungen des Magens oder die Kompression seiner versorgenden Nerven (durch z. B. Dysfunktionen der oberen Halswirbelsäule oder der Brustwirbelsäule) zeigen sich ebenso für Schmerzen am Magen verantwortlich wie die Ernährung, der Lebenswandel und psychosozialer Stress. Bei vielen Patienten finden sich in der Krankengeschichte aktuelle oder frühere seelische Belastungen, die mit den derzeitigen Beschwerden in Zusammenhang gebracht werden können.

Wichtige Arzneimittel für Patienten, die unter Magenschmerzen leiden:

Antimonium crudum, Chelidonium majus, Colocynthis, Dioscorea villosa, Kalium bichromicum

Weitere mögliche Arzneimittel:

Arsenicum album (Weißes Arsenik)

- brennende Magenschmerzen nach dem Verzehr verdorbener Nahrung
- Besserung durch heiße oder warme Getränke
- unruhige, ängstliche und sehr fröstelige Patienten

Bismuthum subnitricum (Basisches Wismutnitrat)

- brennende Magenschmerzen
- besser durch Reiben des Rückens und beim Strecken des Rückens nach hinten
- Verlangen nach kalten Getränken, die aber gleich wieder erbrochen werden
- ängstliche und unruhige Patienten mit Verlangen nach Gesellschaft
- können nicht lange ruhig liegen oder stehen: die Unruhe „treibt sie umher"

Bryonia alba (Weiße Zaunrübe)

- Magenschmerzen, die sich durch die geringste Bewegung verschlimmern
- begleitet von großem Durst
- reizbare Patienten, die ihre Ruhe haben wollen

Nux vomica (Brechnuss)

- krampfartige Magenschmerzen
- besser durch Wärme, warme Getränke und Lockern der Kleidung
- gehetzte, überarbeitete und schnell zornige Patienten

Phosphorus (Gelber Phosphor)

- brennende Magenschmerzen
- besser durch kalte Getränke, aber erneute Verschlechterung, wenn sich die Flüssigkeit im Magen erwärmt
- ängstliche und erregbare Patienten mit Verlangen nach Gesellschaft

Magenschmerzen

Antimonium crudum (Schwarzer Spießglanz)

Antimonium crudum ist ein wichtiges Arzneimittel für Magenbeschwerden, die durch Kummer auftreten oder die durch das Essen zu reichlicher oder unverträglicher Speisen entstehen. Der Magen fühlt sich an wie ein Klumpen, den Patienten ist übel und sie müssen häufig aufstoßen oder Winde abgehen lassen. Deutlicher Hinweis für diese Arznei ist ein dicker weißer Zungenbelag.

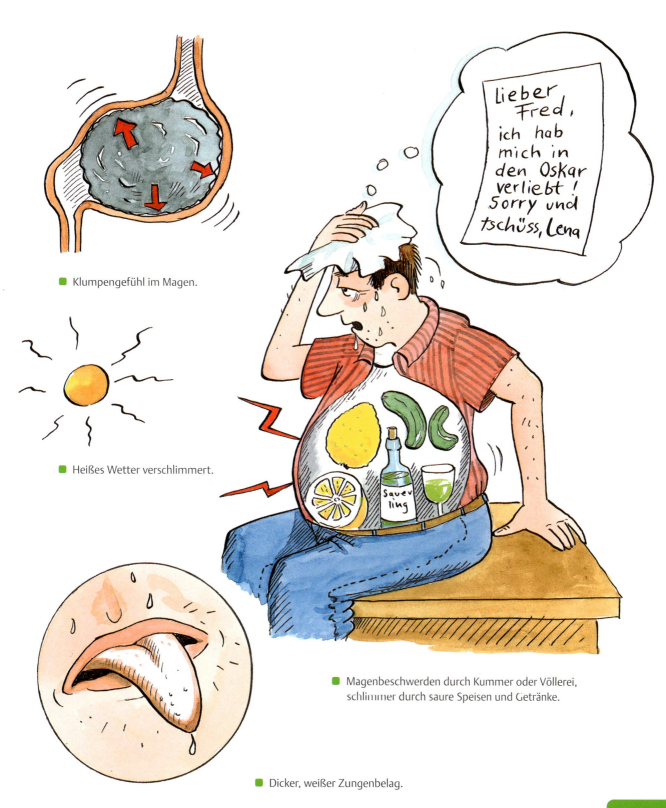

- Klumpengefühl im Magen.
- Heißes Wetter verschlimmert.
- Magenbeschwerden durch Kummer oder Völlerei, schlimmer durch saure Speisen und Getränke.
- Dicker, weißer Zungenbelag.

Magenschmerzen

Chelidonium majus (Schöllkraut)

Chelidonium zeigt unabhängig davon, ob nun der Magen, die Leber oder andere Bauchorgane erkrankt sind, wichtige organunabhängige Modalitäten. Die Beschwerden treten häufig gegen 4 Uhr morgens auf und strahlen, ganz typisch für dieses Mittel, von der betroffenen Region gerade nach hinten in den Rücken oder in das rechte Schulterblatt aus. Durch Liegen auf der linken Seite mit angezogenen Beinen, nach dem Essen und besonders nach dem Trinken warmer Milch verringern sich die Schmerzen.

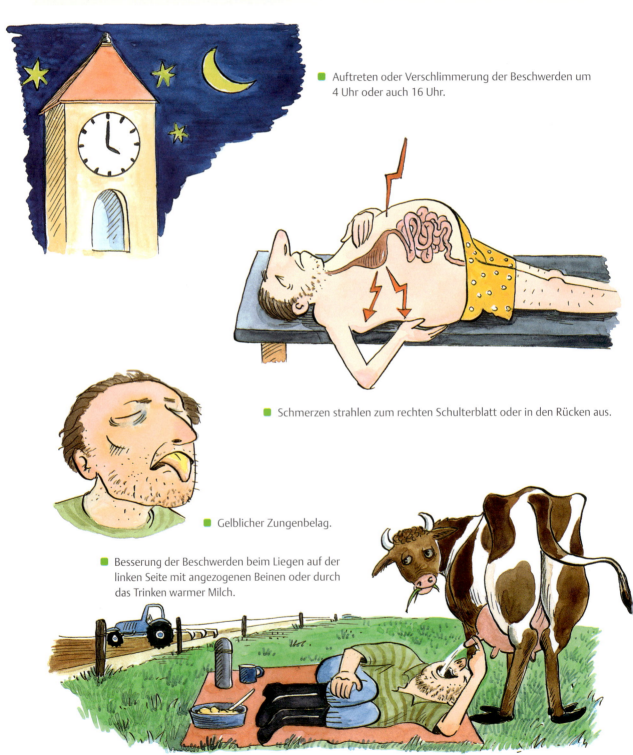

- Auftreten oder Verschlimmerung der Beschwerden um 4 Uhr oder auch 16 Uhr.
- Schmerzen strahlen zum rechten Schulterblatt oder in den Rücken aus.
- Gelblicher Zungenbelag.
- Besserung der Beschwerden beim Liegen auf der linken Seite mit angezogenen Beinen oder durch das Trinken warmer Milch.

Colocynthis (Koloquinte)

Colocynthis ist ein wichtiges Arzneimittel für Beschwerden, die durch Ärger, Entrüstung oder Demütigung entstanden sind. Dabei auftretende Energien werden nur unzureichend verarbeitet, stauen sich heftig an und verursachen oft massive krampfartige Magenschmerzen, bei denen sich die Patienten stark zusammenkrümmen. Durch dieses Zusammenkrümmen, aber auch durch Wärme und festen Druck von außen auf den Bauch verringern sich die Schmerzen wieder.

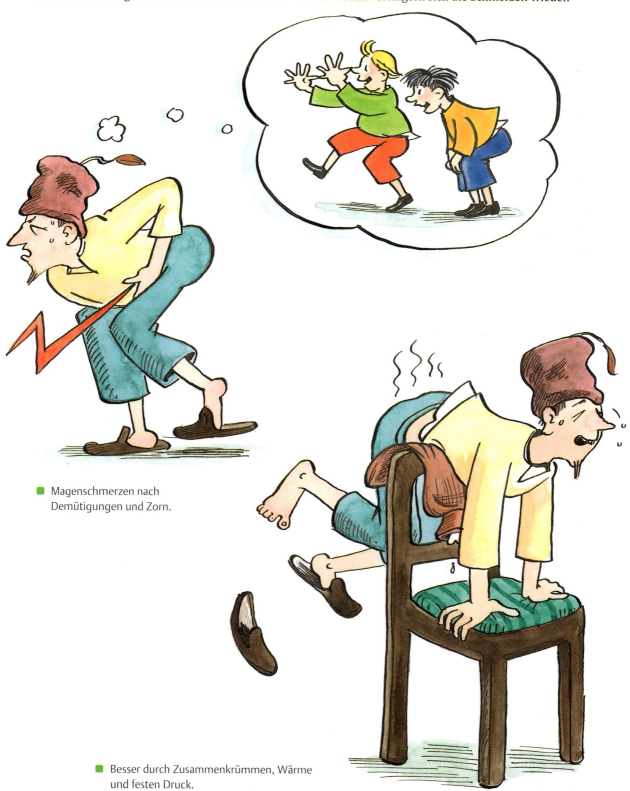

- Magenschmerzen nach Demütigungen und Zorn.

- Besser durch Zusammenkrümmen, Wärme und festen Druck.

Magenschmerzen

Dioscorea villosa (Zottige Yamswurzel)

Im Gegensatz zu *Colocynthis*-Patienten, die durch das Beugen des Rumpfs nach vorn eine Linderung ihrer Magenschmerzen erfahren, bessern sich diese bei Dioscorea-Patienten durch das Strecken nach hinten. Diese Dehnung des Magens nach hinten wird auch schon beim aufrechten Sitzen, beim Gehen, aber auch durch Druck von außen auf den Bauch erreicht. Bücken hingegen verschlimmert die Schmerzen.

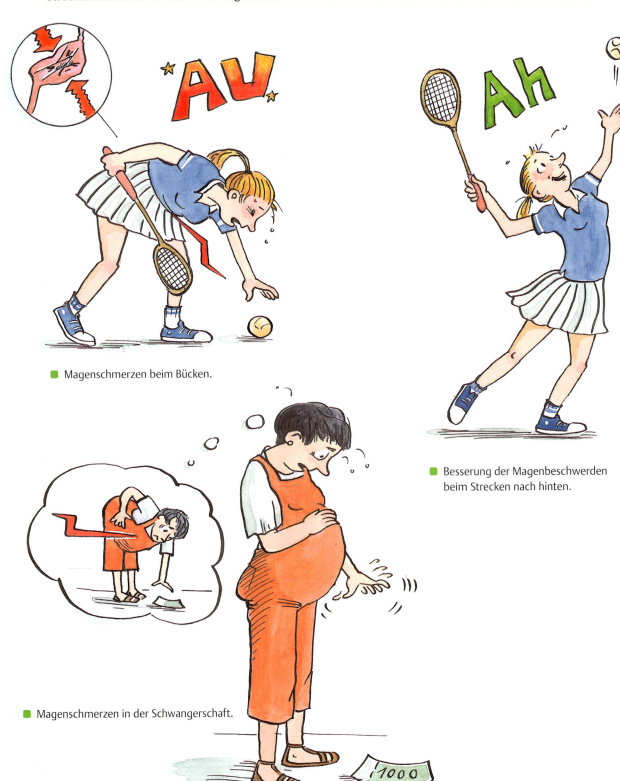

- Magenschmerzen beim Bücken.

- Besserung der Magenbeschwerden beim Strecken nach hinten.

- Magenschmerzen in der Schwangerschaft.

Magenschmerzen

Kalium bichromicum (Kaliumbichromat)

Durch zu häufigen Genuss von alkoholischen Getränken können sich Magensymptome entwickeln, die dem Arzneimittelbild von Kalium bichromicum entsprechen. Hierbei entwickeln sich starke Schmerzen, die sich punktförmig auf ein kleines, eng umschriebenes Gebiet neben oder unter dem Brustbein begrenzen. Die Schmerzen verschlimmern sich durch äußeren Druck oder enge Kleidung und wechseln sich häufig auch mit Gelenkbeschwerden ab.

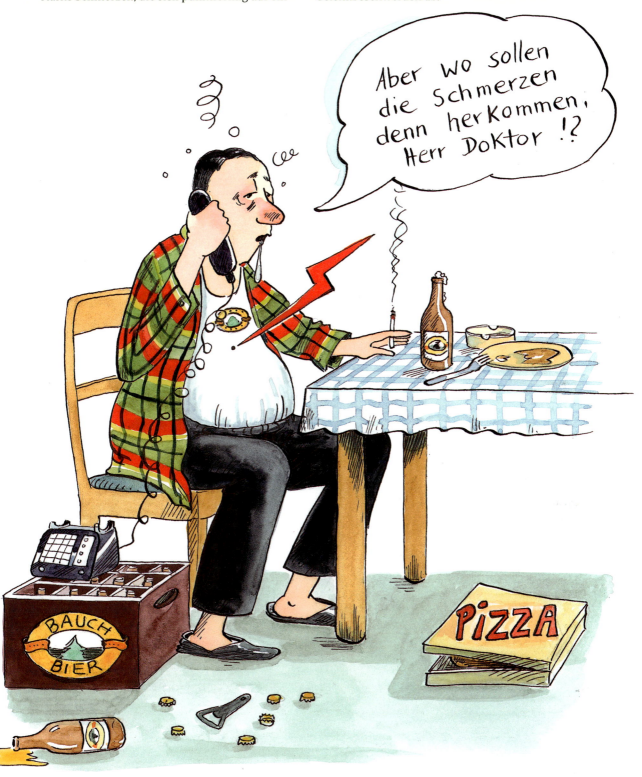

Magenschmerzen an einer kleinen, umschriebenen Stelle.

Übelkeit und Erbrechen

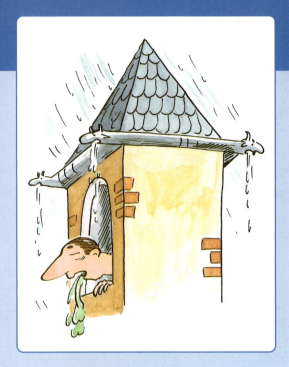

haben trotz ihres unangenehmen und teilweise heftigen Auftretens grundsätzlich eine schützende Aufgabe, indem sie ebenso wie Durchfall oder Husten der Ausscheidung von schädigenden Substanzen dienen. Sie treten daher häufig bei Vergiftungen oder Nebenwirkungen von Medikamenten auf und sind bekannte Leiden nach Narkosen oder Chemotherapien. Außer diesen Reaktionen auf vorher zugeführte Stoffe können die Beschwerden aber auch durch hormonelle Schwankungen in der Schwangerschaft, ungewohnte Beanspruchung der Gleichgewichtsorgane auf Reisen sowie durch internistische oder psychische Erkrankungen hervorgerufen werden.

Wichtige Arzneimittel für Patienten, die unter Übelkeit und Erbrechen leiden:

Aethusa cynapium, Ipecacuanha, Nux vomica, Phosphorus, Tabacum

Weitere mögliche Arzneimittel:

Arsenicum album (Weißes Arsenik)

- Lebensmittelvergiftung mit schmerzhaftem Erbrechen
- Patient ist oft durstig, trinkt in kleinen Schlucken und muss sofort wieder erbrechen
- Patient ist ängstlich, unruhig und wird immer erschöpfter

Colchicum autumnale (Herbstzeitlose)

- Schwangerschaftsübelkeit, Reiseübelkeit oder Lebensmittelvergiftung
- Übelkeit und Erbrechen durch den Geruch von Speisen, oft sogar schon beim Denken an Nahrung
- aufgeblähter Bauch mit vielen Blähungen

Pulsatilla (Küchenschelle)

- Schwangerschaftsübelkeit
- Übelkeit durch warme und fette Speisen, aber auch durch Eiscreme
- besser an der frischen Luft und durch kalte Getränke

Sepia (Tintenfisch)

- Schwangerschaftsübelkeit, Reiseübelkeit oder Nebenwirkungen von Chemotherapie
- schlimmer am Morgen und durch Gerüche
- besser nach dem Essen

Veratrum album (Brechwurz)

- Erbrechen schießt heraus
- schwache und frostige Patienten mit kaltem Schweiß und kaltem Atem
- zunehmender Kollaps

Übelkeit und Erbrechen

Aethusa cynapium (Hundspetersilie)

Aethusa ist ein wichtiges Arzneimittel für Erbrechen bei Säuglingen. Durch eine Milchunverträglichkeit übergeben sich die Kleinen plötzlich schon kurz nach dem Trinken. Danach haben sie schnell wieder Hunger, bis sie sich leider erneut übergeben müssen. Durch diesen Teufelskreis gelingt es ihnen nur schwer, Nahrung überhaupt aufzunehmen, worauf ihnen natürlich Energie und Flüssigkeit fehlen. Sie werden immer erschöpfter und geraten in Gefahr auszutrocknen.

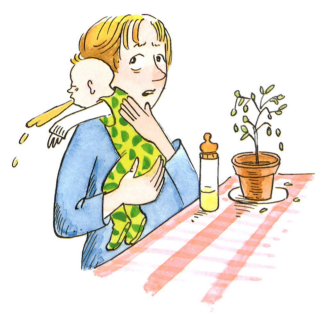

- Erbrechen …

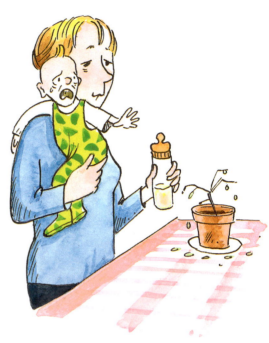

- … und schneller Durst nach dem Erbrechen …

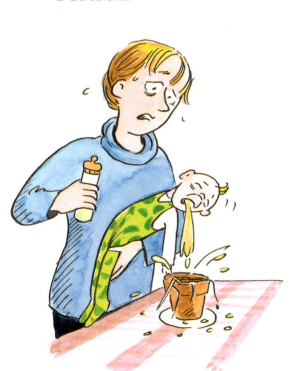

- … und das Ganze von vorne …

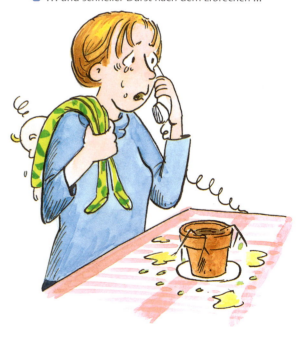

- … bis sie nicht mehr können und immer schwächer werden.

Übelkeit und Erbrechen

Ipecacuanha (Brechwurzel)

Dieses Arzneimittel hat sich in der Behandlung von starker Übelkeit und Erbrechen bewährt, sei es in der Schwangerschaft, bei Magenbeschwerden, Atemwegserkrankungen oder auch bei Blutungen. Die Patienten leiden schrecklich, sie erbrechen Nahrung, Galle und manchmal sogar Blut, wobei sich dann selbst nach dem Erbrechen ihr elender Zustand nicht bessert.

Deutlicher Hinweis für Ipecacuanha ist hierbei eine für diese Beschwerden untypisch saubere Zunge, auf der fast keine Beläge zu finden sind.

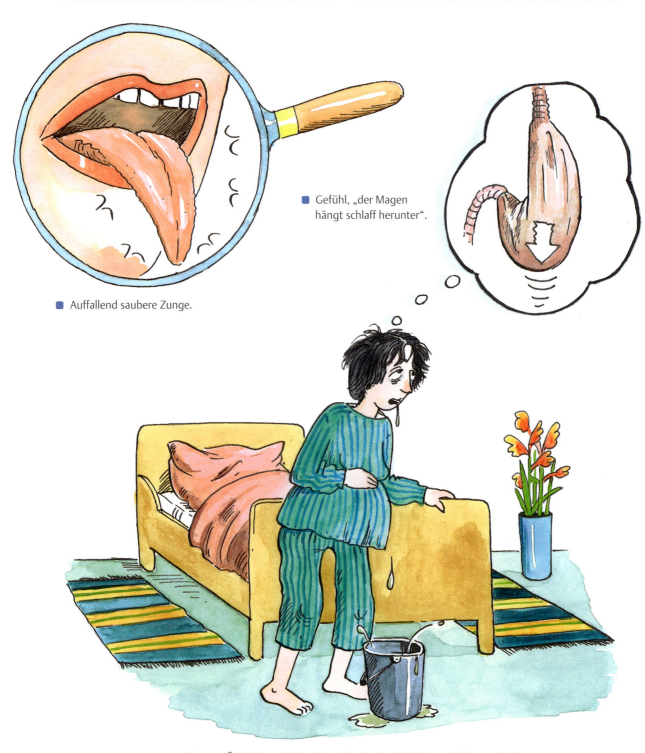

- Auffallend saubere Zunge.
- Gefühl, „der Magen hängt schlaff herunter".
- Extreme Übelkeit und Erbrechen, die durch „nichts" zu erleichtern sind.

Übelkeit und Erbrechen

Nux vomica (Brechnuss)

Durch überhöhten Ehrgeiz oder berufliche Überforderungen geraten viele Menschen in einen gehetzten und übersäuerten Zustand und können daraufhin Nux-vomica-Symptome entwickeln. Sie werden reizbar und bekommen häufig Verdauungsbeschwerden, die sich in krampfartigen Bauchschmerzen, Übelkeit oder Erbrechen äußern können. Jeglicher neuer Stress, zu deftige Speisen und leider auch die zum anstrengenden Leben benötigten Stimulanzien wie Kaffee, Alkohol oder Tabak verschlimmern die Beschwerden.

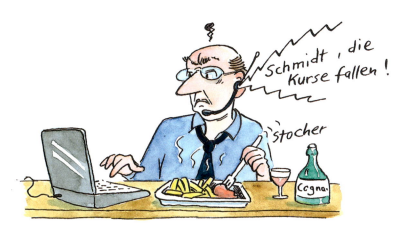

- Beschwerden durch Stress und Überarbeitung sowie durch Überreizung des Verdauungssystems.

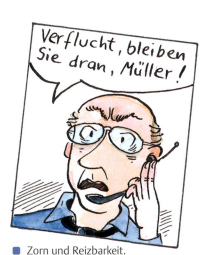

- Zorn und Reizbarkeit.

- Übelkeit und schmerzhaftes Erbrechen.

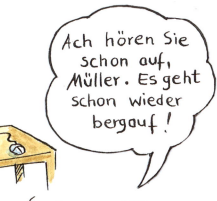

- Besserung im Liegen sowie durch Wärme und Lockern der Kleidung.

Übelkeit und Erbrechen

Phosphorus (Gelber Phosphor)

Die für Phosphor typischen Verdauungsbeschwerden gehen mit Übelkeit und Magenschmerzen einher, die sich deutlich durch warme Speisen und Getränke verschlimmern. Die Patienten verlangen daher nach sehr kalten Getränken, um auf diese Weise die Schmerzen im Bauch wieder abzuschwächen. Die nun folgende Linderung der Beschwerden ist jedoch leider nur von kurzer Dauer – denn sobald sich die Flüssigkeit im Magen erwärmt hat, müssen die Patienten sie wieder erbrechen.

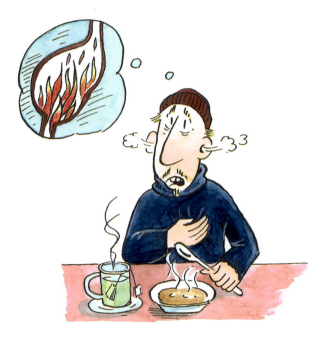

- Brennende Magenschmerzen, die sich durch warme Speisen und Getränke verschlimmern ...

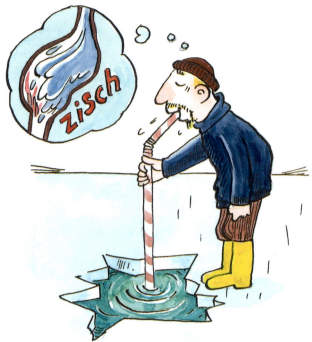

- ... und sich durch kalte oder eiskalte Getränke bessern.

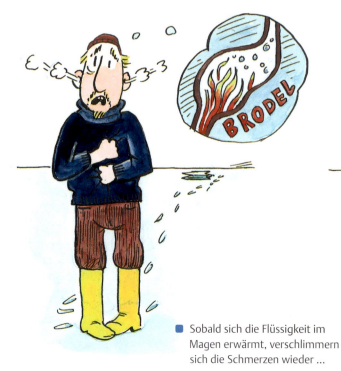

- Sobald sich die Flüssigkeit im Magen erwärmt, verschlimmern sich die Schmerzen wieder ...

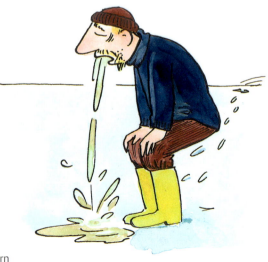

- ... und führen zum Erbrechen.

Tabacum (Tabak)

Der Tabacum-Zustand ist durch eine extreme Übelkeit gekennzeichnet, die häufig während einer Reise, aber auch in der Schwangerschaft oder im Rahmen einer Magenerkrankung auftritt. Die Patienten leiden sehr. Ihnen ist schwindelig, sie müssen oft ausspucken und sich meist auch übergeben. Durch zu viel Wärme und vor allem bei Bewegungen verschlimmert sich ihre Situation. Frische Luft oder auch das Abdecken des Bauchs lindern hingegen ihre Beschwerden.

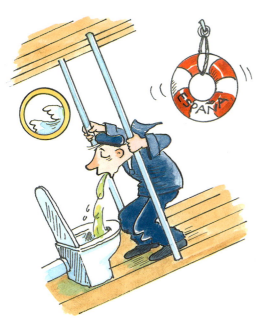

- Übelkeit und Erbrechen beim Reisen, schlimmer durch Bewegungen.

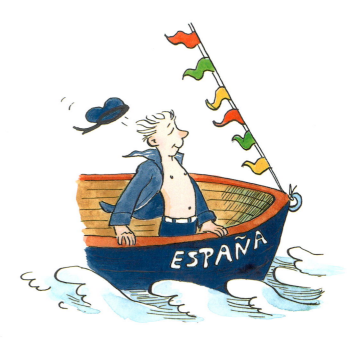

- Besserung durch kühle, frische Luft und Entblößen des Bauchs.

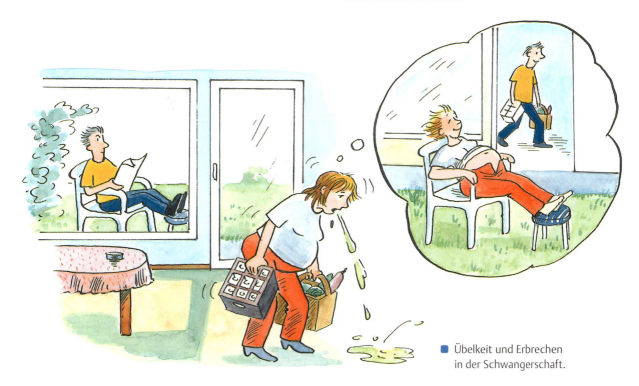

- Übelkeit und Erbrechen in der Schwangerschaft.

Verstopfung

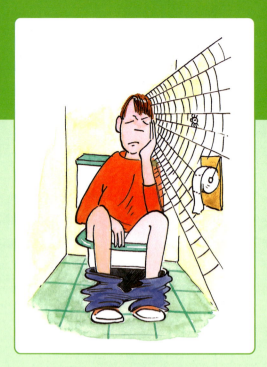

entsteht entweder durch einen zu langsamen Transport des Darminhalts oder durch Einengungen des Darmrohrs. Die Transportstörungen zeigen sich z. B. im Rahmen von Stoffwechsel verlangsamenden Krankheiten, wie beim Diabetes oder einer Unterfunktion der Schilddrüse. Sie treten häufig aber auch im Zusammenhang mit neurologischen oder psychischen Erkrankungen auf oder sind Zeichen einer ungesunden Ernährung. Die Einengung des Darmrohrs entwickelt sich hingegen durch Verklebungen, Verwachsungen, Narben oder Tumorerkrankungen.

Wichtige Arzneimittel für Patienten, die unter Verstopfung leiden:

Alumina, Ambra, Calcium carbonicum, Plumbum metallicum, Silicea

Weitere mögliche Arzneimittel:

Lycopodium clavatum (Bärlapp)

- Stuhlentleerung mit erst sehr festem und dann sehr weichem Stuhl
- Verstopfung auf Reisen oder durch überwiegend sitzende Lebensweise
- oft begleitet von Blähungen und Leberbeschwerden

Natrium muriaticum (Kochsalz)

- Verstopfung bei anämischen und traurig aussehenden Patienten
- ständiger Stuhldrang mit nur unbefriedigender Entleerung
- Verstopfung in Kombination mit sauberer, reiner Zunge

Nux vomica (Brechnuss)

- Verstopfung nach Ärger und Zorn
- ständiger, erfolgloser Stuhldrang mit Schmerzen und dem Gefühl, nie fertig zu werden
- je mehr der Patient presst, umso weniger gelingt die Entleerung

Opium (Schlafmohn)

- Verstopfung nach einem Trauma (Operation, Entbindung, Geburtstrauma des Neugeborenen)
- Verstopfung bei Anwesenheit oder Nähe anderer Menschen (z. B. in Anwesenheit der Krankenschwester oder auf einer Reise)
- Verstopfung durch lang andauernde Einnahme von Arzneimitteln (besonders von Opiaten)
- Stuhl wird mühsam in schwarzen, harten Kügelchen ausgeschieden

Sepia (Tintenfisch)

- Verstopfung in Kombination mit Störungen der Geschlechtsorgane
- Verstopfung nach Ejakulation, in der Schwangerschaft oder nach der Entbindung

Alumina (Tonerde)

Trotz einer ausgeprägten Verstopfung empfinden Alumina-Patienten oft keinen Stuhldrang und müssen, ähnlich wie auch *Calcium*- und *Silicea*-Patienten, den Darm mit Hilfsmitteln entleeren. Der Stau bei Alumina entsteht durch eine Verlangsamung der Reizleitung des für den Darm zuständigen Nervensystems und einer extremen Trockenheit der Schleimhäute. Oft treten diese Beschwerden im Rahmen neurologischer Krankheiten oder bei Schwangeren und Neugeborenen auf.

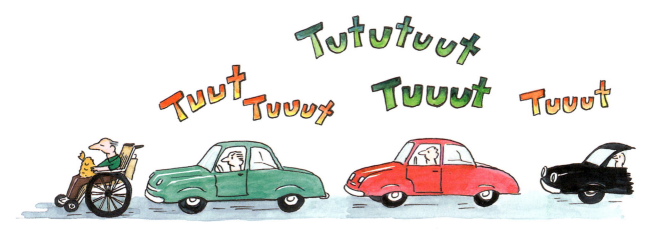

● Verstopfung durch Trockenheit, Langsamkeit oder Lähmung des Darms.

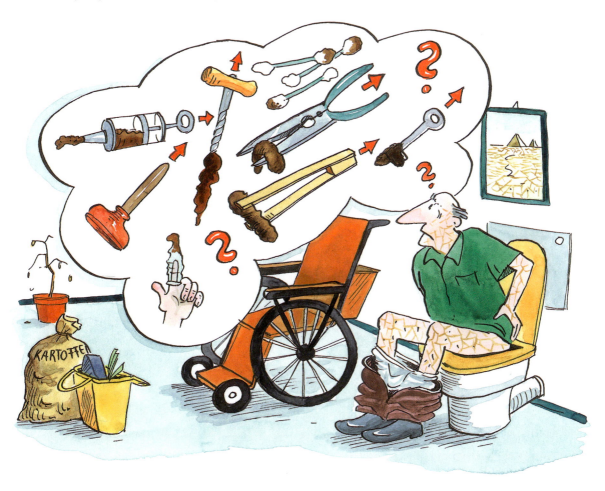

● Stuhl muss mechanisch entfernt werden; Trockenheit der Haut, der Schleimhäute und des Darminhalts.

Verstopfung

Ambra (Sekret des Pottwals)

Die Verstopfung von Ambra-Patienten beruht auf einer auch auf anderen Ebenen sichtbaren Hemmung und Unsicherheit dieser Menschen. Diese gehemmte und zurückhaltende Art ihres Wesens zeigt sich im Verdauungstrakt in einer Verstopfungsneigung und der häufigen Angst vor dem eigentlichen Stuhlgang. Am schlimmsten wird es für sie jedoch, wenn sie Stuhldrang verspüren, auf die Toilette gehen, aber andere Personen in der Nähe sind. Es ist ihnen dann aus lauter Verlegenheit nicht möglich, ihren Darm zu entleeren.

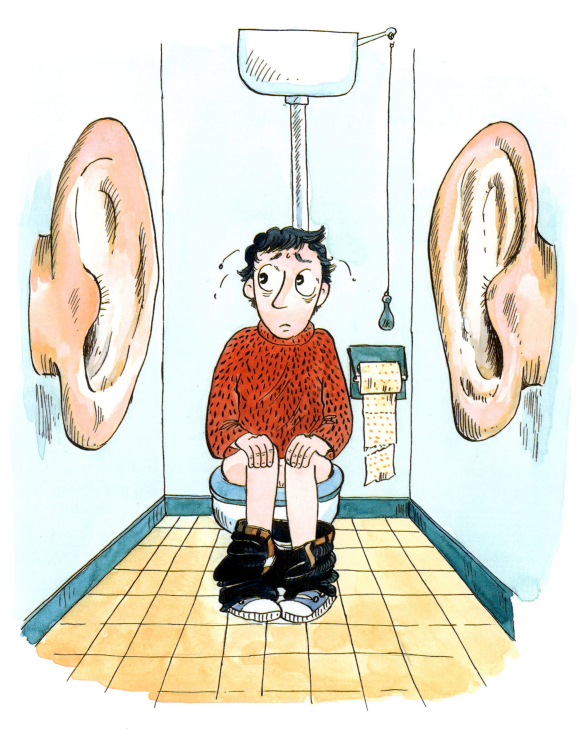

● Verstopfung aus Verlegenheit: unfähig den Darm zu entleeren, wenn andere in der Nähe sind.

Calcium carbonicum (Austernschalenkalk)

Calcium-carbonicum-Patienten haben Verstopfung – und es ist ihnen ziemlich egal! Im Gegenteil: viele fühlen sich mit diesem vollen Zustand sogar sehr wohl. Die Verdauung arbeitet nur langsam, und ein wirklicher Stuhldrang kommt erst nach relativ langer Zeit auf.

Die Patienten werden dann zunehmend reizbarer, als scheine ihnen das sich ankündigende Ereignis überhaupt nicht zu gefallen. Der Darminhalt lässt sich dann auch oft nur unter großen Anstrengungen herauspressen und muss nicht selten mit zusätzlichen Hilfsmitteln entfernt werden.

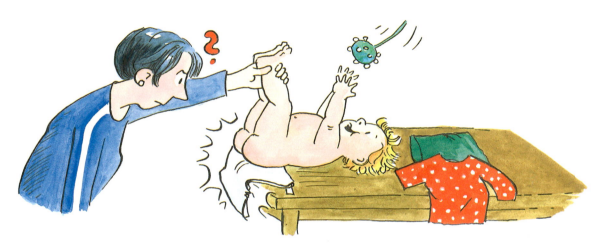

- Ungewöhnliches Wohlbefinden trotz der Verstopfung.

- Reizbarkeit vor dem „drohenden" Stuhlabgang.

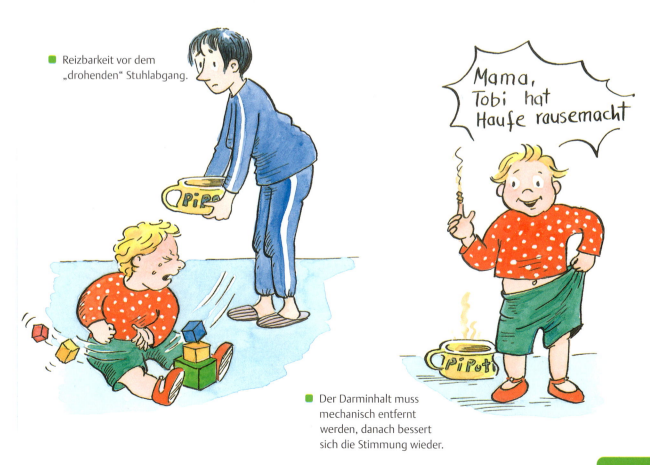

- Der Darminhalt muss mechanisch entfernt werden, danach bessert sich die Stimmung wieder.

Verstopfung

Plumbum metallicum (Blei)

Die zusammenziehenden Tendenzen einer Plumbum-Pathologie zeigen sich auch im Verdauungstrakt. Die Verstopfung ist sehr ausgeprägt und wird häufig von krampfartigen Bauch- und Afterschmerzen begleitet. Alles zieht sich zusammen: der Darmausgang nach oben und der Bauchnabel nach hinten. Der Darm kann daher nur schwer entleert werden, und sein Inhalt erscheint dann auch oft nur in schwarzen, kleinen Kugeln.

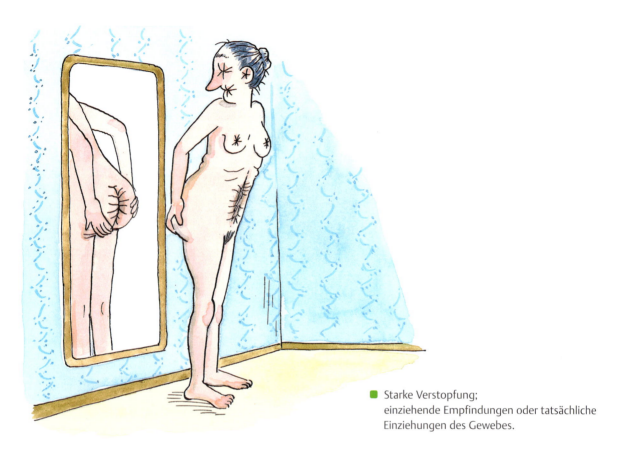

● Starke Verstopfung; einziehende Empfindungen oder tatsächliche Einziehungen des Gewebes.

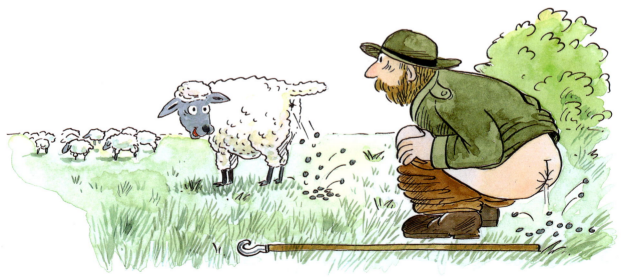

● Schwarzer, kugeliger Stuhl wie Schafskot.

Silicea (Bergkristall)

Die eher unsicheren und zurückhaltenden Gemütseigenschaften von Silicea-Patienten zeigen sich auch in der zögerlichen und zurückhaltenden Stuhlentleerung. Die Patienten haben Verstopfung ohne besonderen Drang, und wenn sie dann doch auf der Toilette sitzen, entleert sich der Stuhl nur langsam und – ganz besonders typisch für Silicea – er schlüpft schnell wieder „verschüchtert" in den Darm nach oben zurück, obwohl er schon fast ausgetreten war.

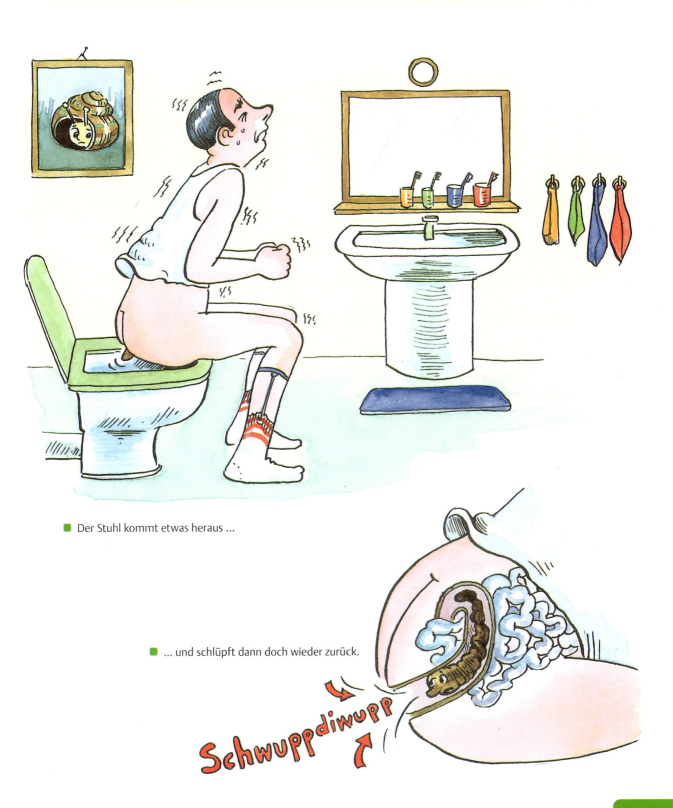

● Der Stuhl kommt etwas heraus …

● … und schlüpft dann doch wieder zurück.

Schwuppdiwupp

Durchfallerkrankungen

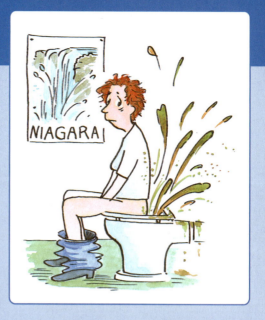

entstehen, wenn die Flüssigkeitsmenge innerhalb des Darms größer ist als seine Aufsaugfähigkeit. Durch den Überschuss an Flüssigkeit kommt es zum Druckanstieg mit verstärkten Darmbewegungen und häufiger Entleerung größerer Stuhlmengen. Akuter Durchfall entwickelt sich häufig durch eine Infektion oder eine Lebensmittelvergiftung, während chronische Durchfälle oft im Rahmen internistischer Erkrankungen, Nahrungsmittelunverträglichkeiten oder als Nebenwirkung von Medikamenten auftreten. Außerdem entsteht Durchfall aber häufig auch durch Stress und seelische Belastungen! Akuter Durchfall kann z. B. durch bevorstehende Ereignisse oder nach Schrecksituationen ausgelöst werden und auch bei chronischem Verlauf finden sich häufig frühere traumatische Erlebnisse in der Krankengeschichte des Patienten.

Wichtige Arzneimittel für Patienten mit Durchfallerkrankungen:

Aloe socotrina, Argentum nitricum, Arsenicum album, Mercurius corrosivus, Podophyllum

Weitere mögliche Arzneimittel:

Croton tiglium (Krotonölsamen)

- Durchfall unmittelbar nach dem Essen oder Trinken
- plötzlicher Stuhldrang, Stuhl schießt heraus

Lachesis muta (Buschmeisterschlange)

- Durchfall im Zusammenhang mit der Menstruation oder den Wechseljahren
- Durchfall häufig nach dem Schlaf

Natrium sulfuricum (Glaubersalz)

- plötzlicher Stuhldrang, Durchfall mit vielen Blähungen
- Besserung des Allgemeinzustands („fröhlich") nach dem Stuhlgang
- oft traurige oder sogar depressive Patienten, denen es allgemein durch Feuchtigkeit oder bei Regenwetter schlechter geht

Sulfur (Schwefel)

- Patient erwacht morgens mit Stuhldrang und hat (ziemlich übel riechenden) Durchfall
- Durchfall nach unterdrückten Hautausschlägen
- Patient zeigt oft (aber nicht immer) Zeichen mangelnder Körperpflege

Veratrum album (Brechwurz)

- Durchfall durch verdorbene Nahrung, nach Durchnässung oder Aufregungen
- Durchfall und Erbrechen oft gleichzeitig
- schwache und frierende Patienten mit kaltem Schweiß und kaltem Atem

Durchfallerkrankungen

Aloe socotrina (Aloe)

Aufgrund einer Verdauungsschwäche führt die aufgenommene Nahrung bei Aloe-Patienten zu einem starken Druckanstieg im Darm. Der Bauch ist voll und gebläht, rumort andauernd und ab einem gewissen Überdruck versagt den Patienten die Kontrolle über ihren Schließmuskel. Sie verlieren unfreiwillig ihren Darminhalt, der mit vielen Blähungen herausspritzt und oft mit einem gallertartigen, klumpigen Schleim durchsetzt ist.

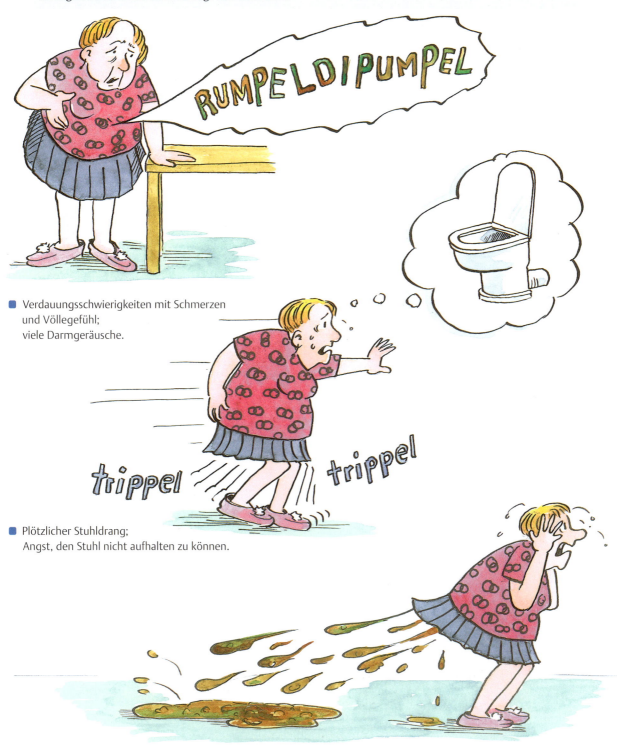

- Verdauungsschwierigkeiten mit Schmerzen und Völlegefühl; viele Darmgeräusche.

- Plötzlicher Stuhldrang; Angst, den Stuhl nicht aufhalten zu können.

- Unfreiwilliger, herausschießender Stuhlabgang; ungewollter Stuhlabgang beim Pupsen.

Durchfallerkrankungen

Argentum nitricum (Silbernitrat)

Die Argentum-nitricum-typische Akuterkrankung erscheint gewöhnlich durch die nervösen Aufregungen vor einem bestimmten Ereignis. Die ungewissen Erwartungen und Ängste können hierbei auch die Nerven des Verdauungssystems irritieren und einen starken Durchfall verursachen. Auffällig ist das direkte Auftreten des Durchfalls sofort nach dem Trinken: die Flüssigkeit scheint direkt – ohne Zwischenstopp – durch den Patienten hindurchzufließen.

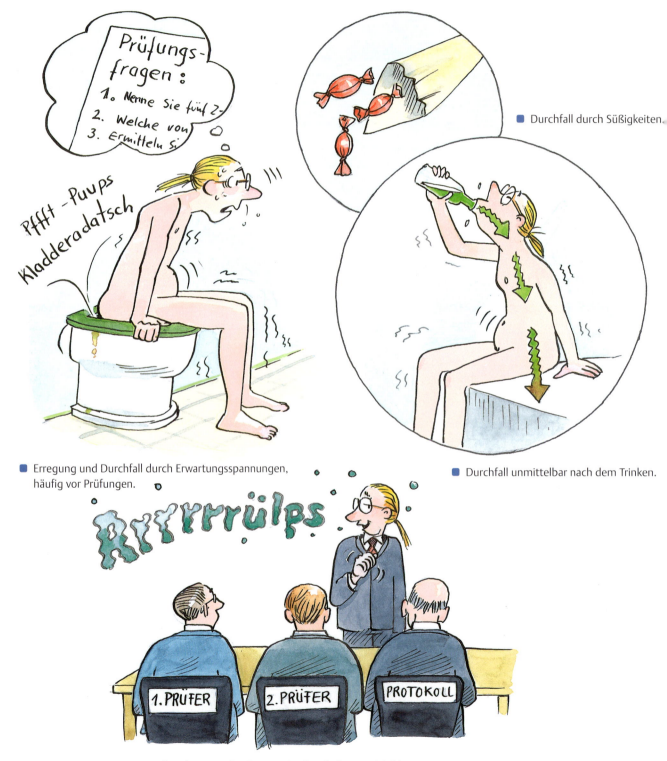

- Erregung und Durchfall durch Erwartungsspannungen, häufig vor Prüfungen.
- Durchfall durch Süßigkeiten.
- Durchfall unmittelbar nach dem Trinken.
- Häufiges lautes Aufstoßen, wodurch sich der Durchfall bessert.

Arsenicum album (Weißes Arsenik)

Arsenicum album ist eines der wichtigsten Medikamente für Erkrankungen, die nach dem Essen verdorbener Nahrungsmittel entstehen. Die Patienten bekommen neben Magenbeschwerden auch heftigen scharfen Durchfall, der den Darmausgang wund machen kann. Der Durchfall verschlimmert sich häufig in der Zeit von Mitternacht bis 2 Uhr und führt zunehmend zu einer Schwächung der Patienten. Eine deutliche Bestätigung für dieses Arzneimittel zeigt sich dem Therapeuten in der starken Ruhelosigkeit und Ängstlichkeit der Betroffenen.

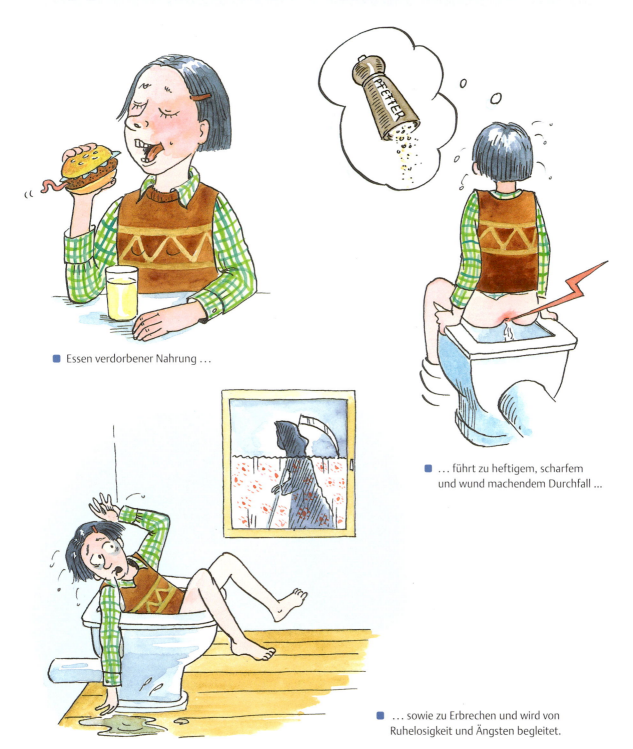

- Essen verdorbener Nahrung …

- … führt zu heftigem, scharfem und wund machendem Durchfall …

- … sowie zu Erbrechen und wird von Ruhelosigkeit und Ängsten begleitet.

Durchfallerkrankungen

Mercurius corrosivus (Quecksilberchlorid)

Dieses Arzneimittel ähnelt *Mercurius solubilis* mit seinen Begleitsymptomen und ist häufig bei chronischen Darmerkrankungen angezeigt. Der Darm ist stark entzündet und verursacht einen beständigen schmerzhaften Stuhldrang, der sehr lange anhält, so dass die Patienten glauben „irgendwie nie mit dem Stuhlgang fertig zu werden". Sie müssen unaufhörlich immer wieder kleine Stuhlmengen abgeben, die sich heiß anfühlen und mit Blut, Schleim und Eiter durchsetzt sind.

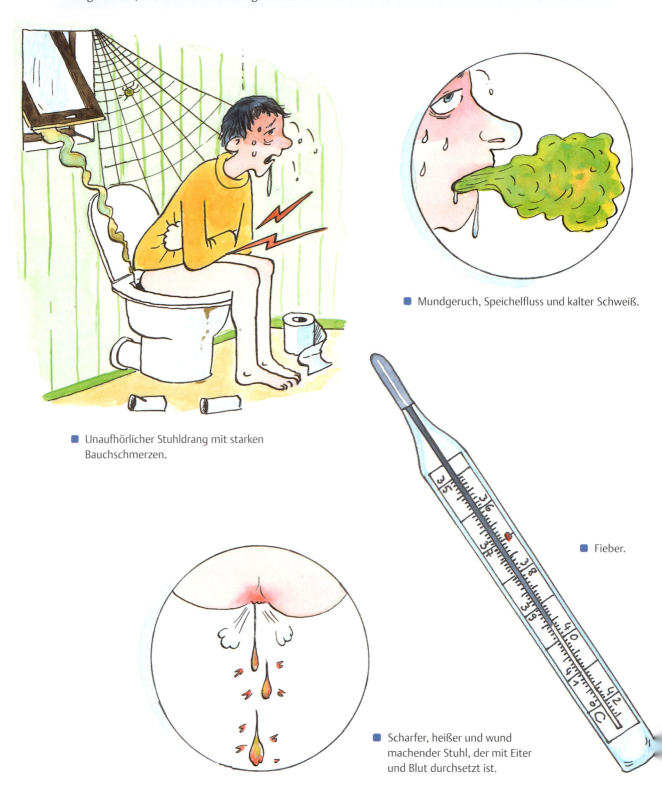

- Unaufhörlicher Stuhldrang mit starken Bauchschmerzen.
- Mundgeruch, Speichelfluss und kalter Schweiß.
- Fieber.
- Scharfer, heißer und wund machender Stuhl, der mit Eiter und Blut durchsetzt ist.

Durchfallerkrankungen

Podophyllum (Wilde Zitrone)

Eine Podophyllum-typische Pathologie entsteht häufig im Rahmen von Leber- und Darmerkrankungen. Der Darm kann sich entzünden und zu heftigen Durchfällen führen, die sich oft in einem mächtigen Schwall explosionsartig entleeren. Der Stuhl spritzt so stark heraus, dass er sogar zu einer Ausstülpung des Enddarms führen kann und das Toilettenbecken wie auch das Gesäß des Patienten heftig verschmutzt. Nach dem Stuhlabgang sind die Patienten auffallend erschöpft, fühlen sich leer und werden manchmal sogar ohnmächtig.

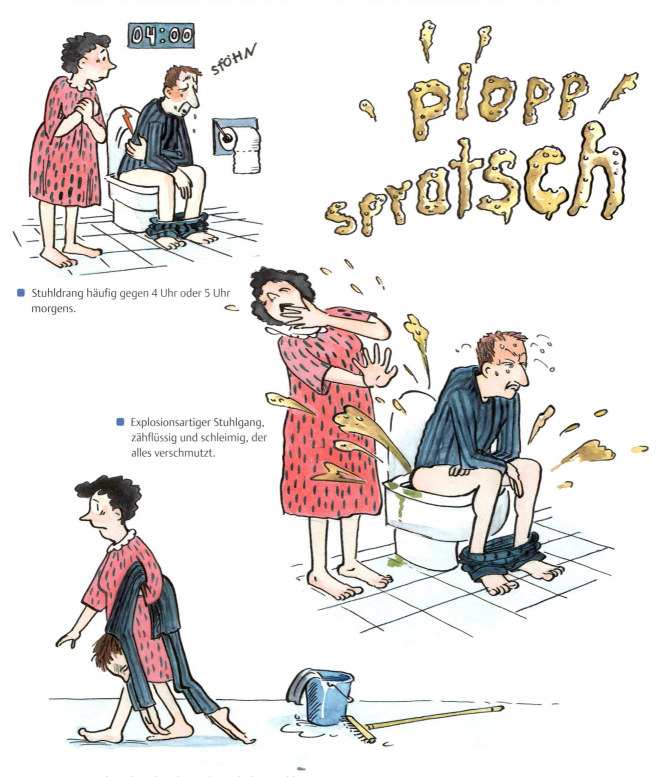

- Stuhldrang häufig gegen 4 Uhr oder 5 Uhr morgens.
- Explosionsartiger Stuhlgang, zähflüssig und schleimig, der alles verschmutzt.
- Schwäche oder Ohnmacht nach dem Stuhlgang.

Blähungen

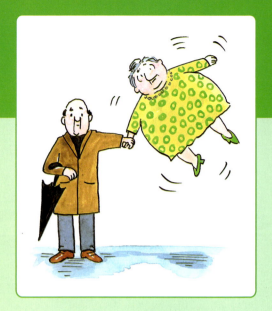

sind ein Überbegriff für vermehrte Gasansammlungen im Verdauungstrakt und entstehen entweder durch eine verstärkte Gasproduktion oder durch einen zu geringen Gasabbau im Darm. Die Ursachen für dieses Ungleichgewicht lassen sich oft in Nahrungsmittelunverträglichkeiten, Störungen der bakteriellen Flora durch Antibiotika oder im Rahmen internistischer Krankheiten finden. Blähungen entwickeln sich häufig aber auch durch psychosoziale Belastungen und zeigen sich als Begleitsymptom von gestressten und überforderten Menschen, die sich „aufblähen" müssen, um den alltäglichen Erwartungen von Beruf und Familie entsprechen zu können.

Wichtige Arzneimittel für Patienten, die unter Blähungen leiden:

Argentum nitricum, Carbo vegetabilis, China officinalis, Lycopodium clavatum, Natrium carbonicum

Weitere mögliche Arzneimittel:

Colchicum autumnale (Herbstzeitlose)

- eingeklemmte, schmerzhafte Blähungen auf der rechten Bauchseite
- besser durch Wärme und Zusammenkrümmen
- überempfindlicher Geruchssinn, Essensgeruch verursacht Übelkeit

Magnesium phosphoricum (Magnesiumphosphat)

- Blähungen zwingen den Patienten, sich zusammenzukrümmen
- Besserung durch Reiben, Wärme (Hitze) und Druck auf den Bauch
- nervöse und empfindliche Patienten

Natrium sulfuricum (Glaubersalz)

- eingeklemmte, schmerzhafte Blähungen auf der rechten Bauchseite
- Besserung durch Reiben und Druck auf den Bauch
- Blähungen verursachen Atembeschwerden
- häufig traurig aussehende Patienten, denen es allgemein durch Feuchtigkeit und Regenwetter schlechter geht

Raphanus sativus (Gartenrettich)

- schmerzhafte, eingeklemmte Blähungen nach einer Operation
- Schmerzen im linken Oberbauch

Sulfur (Schwefel)

- schmerzhafte Blähungen auf der linken Bauchseite
- Blähungsabgang riecht nach faulen Eiern
- Besserung durch Anbeugen der Beine oder Zusammenkrümmen
- warmblütige Patienten mit oft – aber nicht immer – unordentlicher Kleidung oder mangelnder Körperpflege

Blähungen

Argentum nitricum (Silbernitrat)

Alle unsicheren Erwartungen vor einem geplanten Ereignis beeinflussen auch das Nervensystem des Verdauungstrakts und können zu einem Argentum-nitricum-Bild mit Blähungen, Schmerzen und auch Durchfällen führen. Ein anderer häufiger Auslöser für diese Beschwerden ist die Unverträglichkeit von süßen Speisen. Der Bauch ist aufgetrieben und zwingt zum Druckablassen durch Aufstoßen oder Pupsen, was jedoch nicht immer Erleichterung bringt.

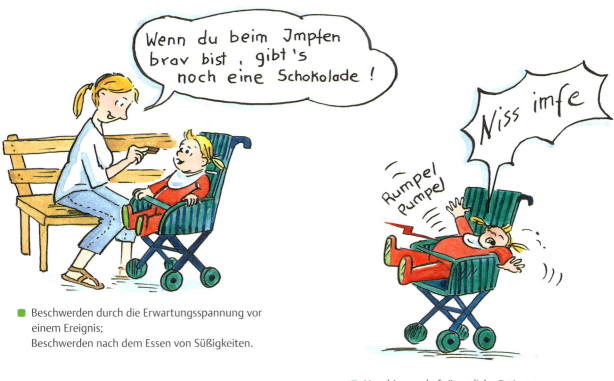

- Beschwerden durch die Erwartungsspannung vor einem Ereignis;
  Beschwerden nach dem Essen von Süßigkeiten.

- Unruhige und oft ängstliche Patienten.

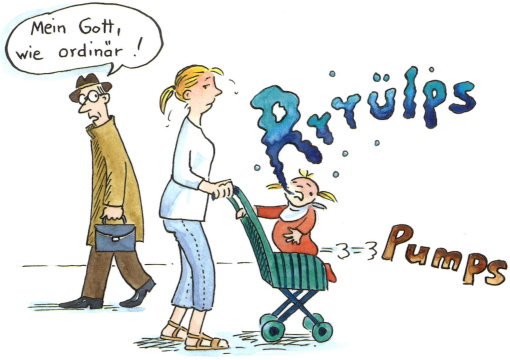

- Krampfartige Schmerzen mit aufgetriebenem Bauch; lautes Rülpsen und Pupsen.

Blähungen

Carbo vegetabilis (Holzkohle)

Parallel zu dem Verlangen, ihren geblähten Verdauungstrakt durch häufiges Aufstoßen oder Pupsen zu entlasten, besteht bei Carbo-vegetabilis-Patienten ein starkes Verlangen nach frischer Luft, und es scheint, als ob sie mit dem Füllen ihrer Lungen den Druck in ihrem Blähbauch wieder verringern könnten. Ihr Kreislauf ist sehr geschwächt, und man sieht häufig typische bläuliche Verfärbungen an der Haut oder den Schleimhäuten. Die Patienten frieren sehr und haben teilweise eiskalte Körperteile, wollen aber überhaupt nicht zugedeckt werden.

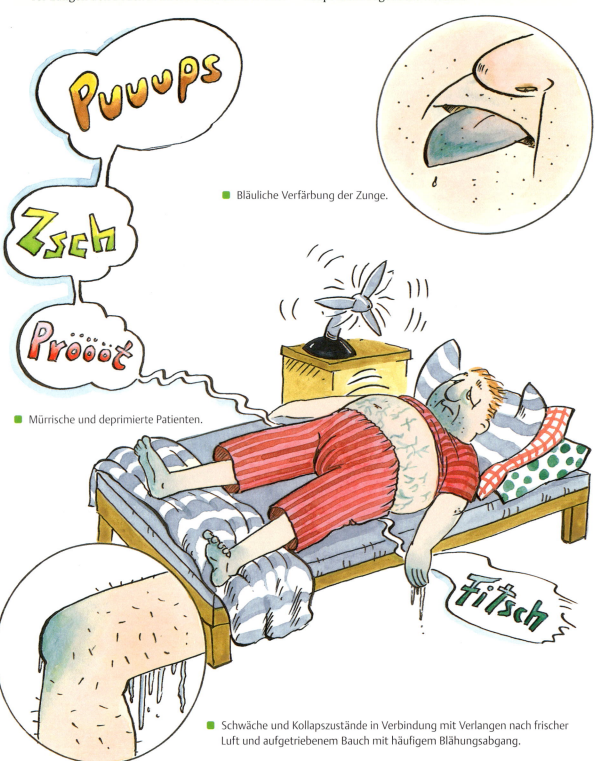

● Bläuliche Verfärbung der Zunge.

● Mürrische und deprimierte Patienten.

● Schwäche und Kollapszustände in Verbindung mit Verlangen nach frischer Luft und aufgetriebenem Bauch mit häufigem Blähungsabgang.

China officinalis (Chinarindenbaum)

Die Verdauungsbeschwerden von China entstehen häufig durch den Verlust von Flüssigkeiten und treten daher nach Durchfällen, Blutungen und typisch auch in oder nach der Stillzeit in Erscheinung. Der Bauch ist stark aufgedunsen und im Gegensatz zu den meisten anderen Arzneimitteltypen erfahren China-Patienten durch Aufstoßen oder nach dem Abgang von Blähungen keine Erleichterung. Die Schmerzen im Bauch bessern sich jedoch durch Zusammenkrümmen oder festen Druck.

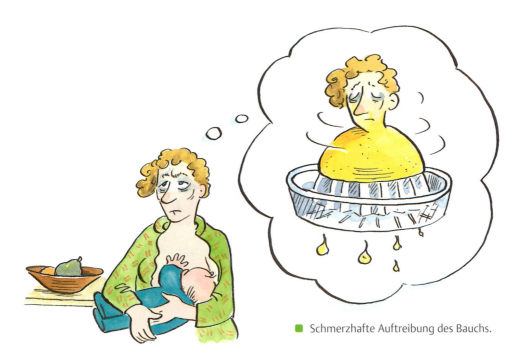

- Schmerzhafte Auftreibung des Bauchs.

- Beschwerden durch den Verlust von Körperflüssigkeiten, verbunden mit Schwäche und Reizbarkeit.

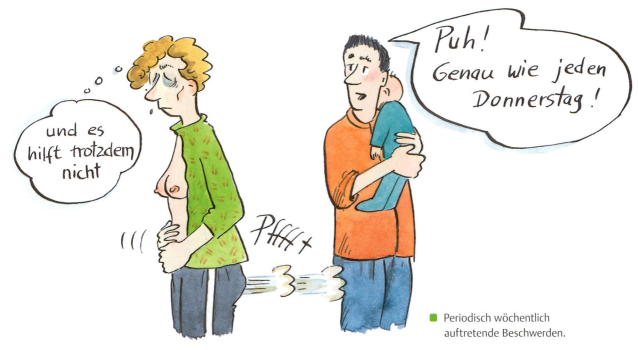

- Periodisch wöchentlich auftretende Beschwerden.

- Keine Besserung nach dem Abgang von Blähungen.

Blähungen

Lycopodium clavatum (Bärlapp)

Das für Lycopodium typische „Aufblähen" wird gerade im Verdauungstrakt deutlich sichtbar. Häufig bilden sich hier schon nach nur geringer Nahrungsaufnahme unangenehme und oft schmerzhafte Blähungen, die von lauten Magen- oder Darmgeräuschen begleitet werden. Durch Lockern der Kleidung am Bauch, Beugen des Oberkörpers nach vorn, Wärme oder auch durch Windabgang bessern sich die Beschwerden. Bei vielen (aber nicht allen) Patienten erleichtert Aufstoßen ebenfalls.

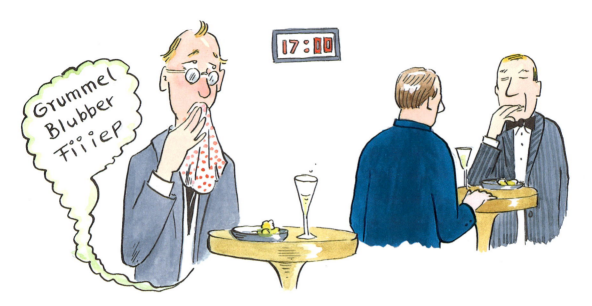

● Bauchschmerzen und Blähungen nach dem Essen.

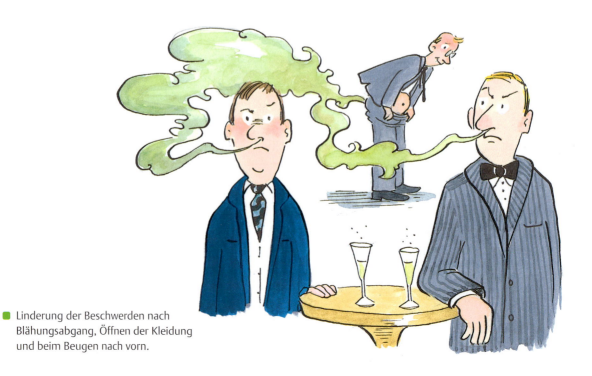

● Linderung der Beschwerden nach Blähungsabgang, Öffnen der Kleidung und beim Beugen nach vorn.

Natrium carbonicum (Natriumcarbonat)

Die Blähungen entstehen bei Natrium-carbonicum-Patienten häufig durch Nahrungsmittelallergien und hierbei vor allem durch eine Unverträglichkeit von Milch. Die gesteigerte Gasentwicklung im Verdauungstrakt treibt den Bauch auf und kann – ähnlich wie bei *Carbo vegetabilis* – zu Atembeschwerden und vermehrtem Aufstoßen führen. Der Abgang von Blähungen ist häufig schwierig und schmerzhaft, führt aber zu einer deutlichen Linderung der Beschwerden.

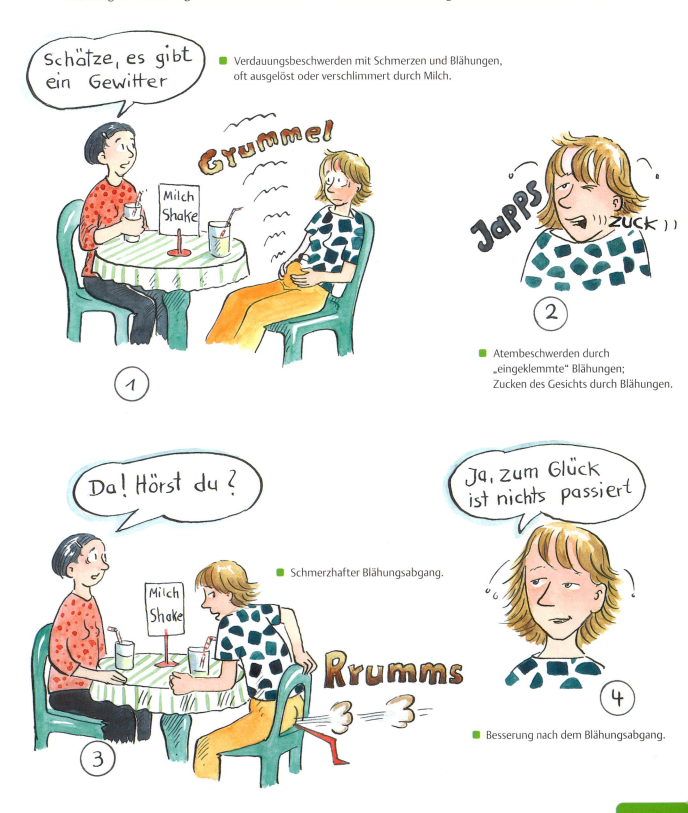

- Verdauungsbeschwerden mit Schmerzen und Blähungen, oft ausgelöst oder verschlimmert durch Milch.
- Atembeschwerden durch „eingeklemmte" Blähungen; Zucken des Gesichts durch Blähungen.
- Schmerzhafter Blähungsabgang.
- Besserung nach dem Blähungsabgang.

Bettnässen

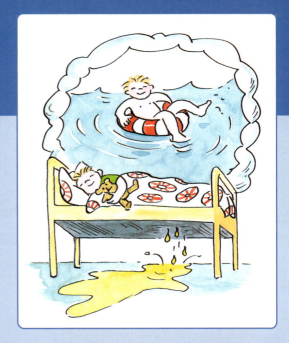

wird dann als auffällig und behandlungsbedürftig angesehen, wenn es bei über vierjährigen Kindern häufiger als einmal in der Woche auftritt. Die unwillkürlichen Blasenentleerungen haben neben organischen Ursachen vor allem psychosoziale Gründe und sollten während der Anamnese stets im Hinblick auf den familiären Hintergrund betrachtet und ausführlich hinterfragt werden. Bettnässen tritt gehäuft nach der Geburt eines Geschwisterchens oder aufgrund von Spannungen und Streit zwischen den Eltern auf.

> **Wichtige Arzneimittel für Patienten, die unter Bettnässen leiden:**
>
> Equisetum hyemale, Kreosotum, Plantago major, Psorinum, Sepia

Weitere mögliche Arzneimittel:

Causticum („Hahnemanns Ätzstoff")

- uriniert im ersten Schlaf und kann nur schlecht geweckt werden
- empfindsame, mitfühlende und ängstliche Kinder

Hyoscyamus (Bilsenkraut)

- Bettnässen nach Geburt eines Geschwisterchens
- verhaltensauffällige Kinder mit früher sexueller Reife

Magnesium carbonicum (Magnesiumcarbonat) oder Magnesium muriaticum (Magnesiumchlorid)

- Bettnässen durch Kummer
- Kinder von oft streitenden oder bereits geschiedenen Eltern

Natrium muriaticum (Kochsalz)

- Bettnässen durch Kummer
- verantwortungsbewusste, sensible und oft traurig aussehende Kinder

Phosphoricum acidum (Phosphorsäure)

- träumt vom Urinieren und uriniert im ersten Schlaf
- Bettnässen durch Kummer oder nach akuten Erkrankungen
- schwache, gleichgültige Kinder

Equisetum hyemale (Winterschachtelhalm)

Das homöopathische Arzneimittel Equisetum ist hilfreich für Patienten, die einfach nur aus purer Gewohnheit ins Bett nässen. Oft träumen sie (ebenso wie z. B. *Kreosotum*- oder *Sepia*-Patienten) vom Urinieren, bevor sie sich dann tatsächlich entleeren. Equisetum hat sich hier bewährt, wenn außer dem Bettnässen an sich nur wenige Hinweise für ein anderes spezifisches Arzneimittel zu finden sind.

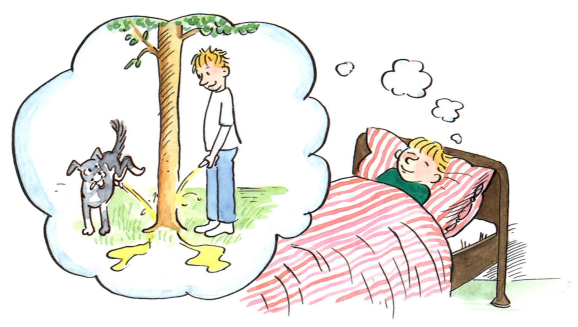

- Träumt vom Urinieren und macht dann tatsächlich ins Bett.

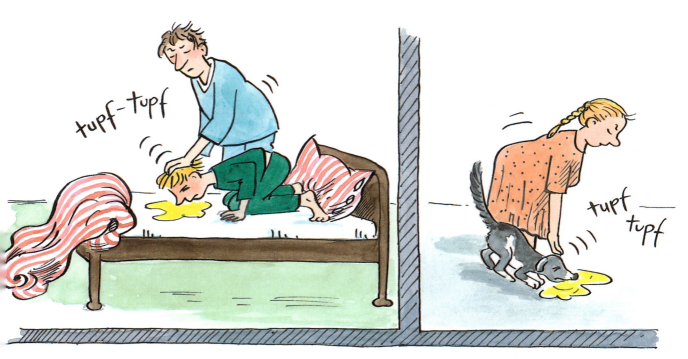

- Bettnässen aus reiner Angewohnheit.

Bettnässen

Kreosotum (Buchenholzkohlenteer)

Das Bettnässen tritt hier schon in der ersten Schlafphase auf, bei der das Kind so tief schläft, dass es seinen Harndrang nicht oder zu spät registriert. Im Schlaf träumt es, dass es gerade Wasser lässt – und macht dann tatsächlich ins Bett. Der Urin ist oft sehr blass, hat einen kräftigen, unangenehmen Geruch und greift aggressiv die Schleimhäute des Harntrakts an. Dadurch kann es durch die nachfolgenden Entzündungen zu starken Schmerzen in der Harnröhre kommen.

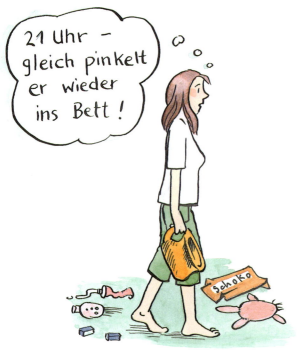

- Bettnässen im ersten Schlaf.

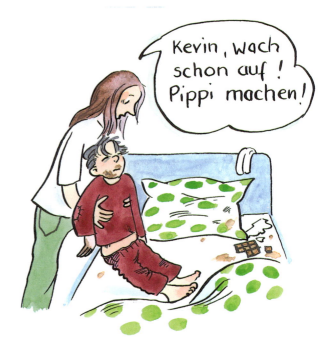

- Das Kind schläft so tief, dass es kaum geweckt werden kann.

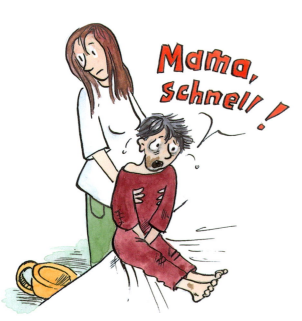

- Wenn es dann doch erwacht, hat es einen starken Harndrang „… und kann dann nicht schnell genug aus dem Bett kommen".

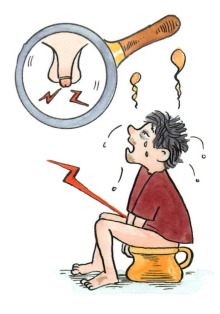

- Urin riecht übel, ist scharf und reizt die Harnröhre.

Bettnässen

Plantago major (Breitwegerich)

Aufgrund einer Schwäche des Blasenschließmuskels kann die Blase bei Plantago-Patienten den anfallenden Harn nicht lange aufhalten. Daher nässen die Kinder mehrmals in der Nacht ins Bett: vom Schlafengehen hindurch bis zum morgendlichen Erwachen. Selbst das völlige Entleeren der Blase kann das erneute Einnässen nicht lange verhindern. Der Urin riecht kräftig und ist scharf, so dass er die Harnröhre reizen kann.

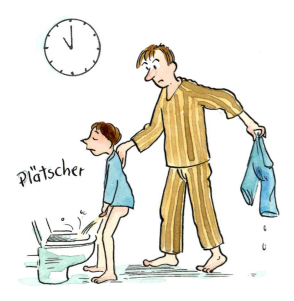
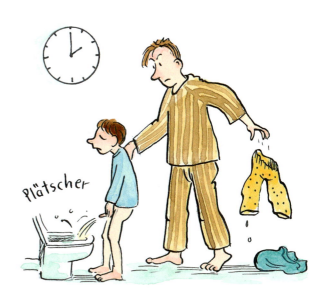

● Häufiges Bettnässen mit großen Harnmengen.

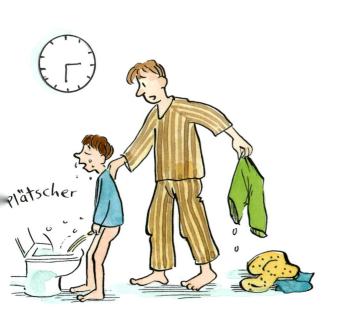
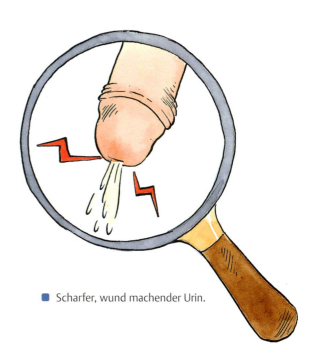

● Scharfer, wund machender Urin.

Bettnässen

Psorinum
(Nosode, hergestellt aus der Flüssigkeit von Krätzebläschen)

Patienten, die Psorinum als Arzneimittel benötigen, leiden oft unter Hautausschlägen. Diese finden sich hier in Kombination mit dem Bettnässen und sind nicht nur beim Patienten selber, sondern typisch auch in seinem familiären Umkreis anzutreffen. Das Bettnässen tritt vermehrt bei Vollmond auf und verschlimmert sich wie die meisten Psorinum-Symptome im Winter.

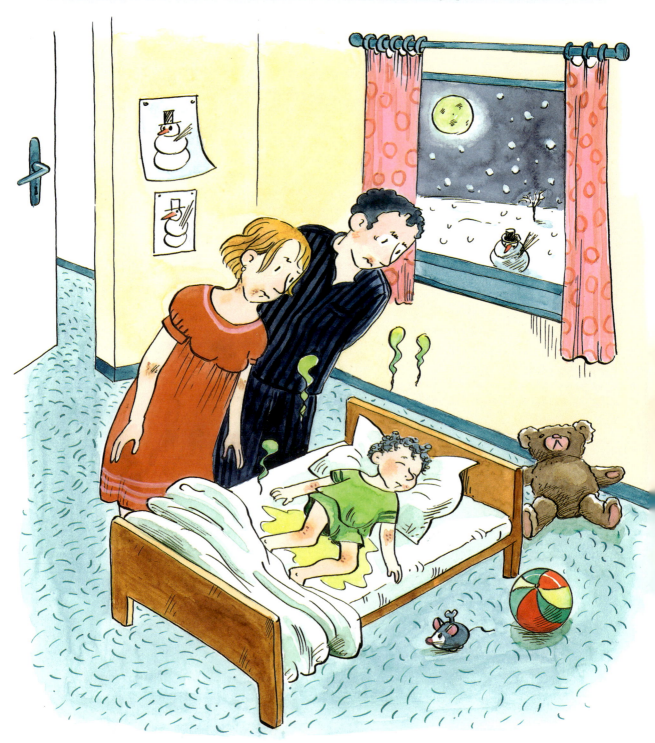

● Bettnässen in Verbindung mit Hautausschlägen, schlechter bei Vollmond und durch Abkühlung.

Sepia (Tintenfisch)

Sepia-Patienten leiden ebenfalls in der ersten Phase des Schlafs unter Bettnässen. Der Schlaf ist so tief, dass die Eltern, die das Missgeschick verhindern wollen, ihr Kind oft kaum aufwecken können. Vor dem Bettnässen träumt es (ähnlich wie z. B. *Equisetum-* oder *Kreosotum-*Patienten) häufig davon, gerade auf einer Toilette zu sein und zu urinieren. Dieser Traum wird als so real empfunden, dass die natürliche Blasenkontrolle getäuscht wird und das Kind sich tatsächlich ins Bett entleert.

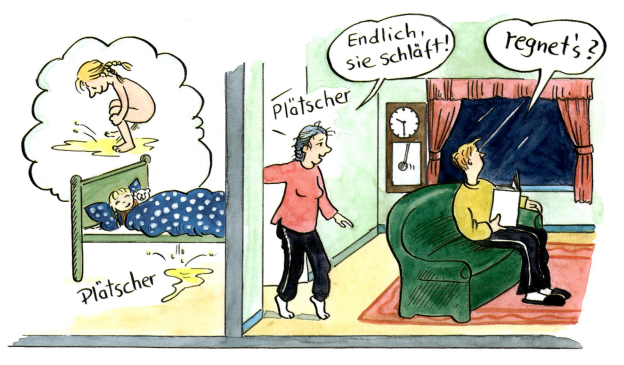

- Träumt vom Urinieren und macht dann wirklich ins Bett; Bettnässen oft schon im ersten Schlaf.

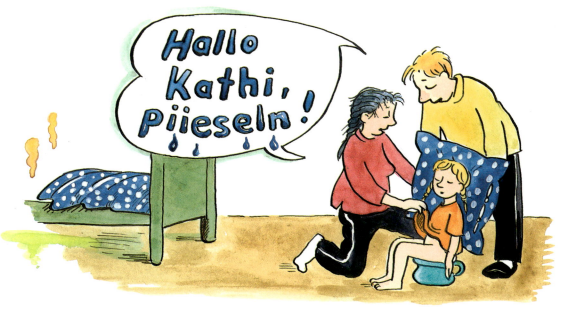

- Sehr tiefer Schlaf, das Kind lässt sich nur schwer aufwecken; Urin riecht ziemlich schlecht.

Erkrankungen der Prostata

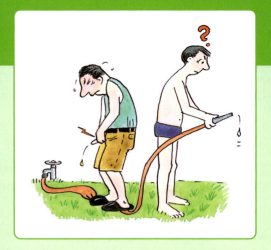

zeigen sich häufig in Form einer Entzündung oder gutartigen Vergrößerung der Prostata. Die Prostataentzündungen entstehen oft als Komplikation einer Blasenentzündung und treten nicht selten im Zusammenhang mit verstärkter sexueller Aktivität auf. Als Ursache der gutartigen Vergrößerung der Prostata vermutet man altersbedingte hormonelle Veränderungen. Alle Prostataerkrankungen zeigen sich jedoch unabhängig von diesen Erklärungsmodellen auch in Gestalt eines homöopathischen Arzneimittelbilds, das entweder durch seine spezifischen organbezogenen Symptome zu erkennen ist oder sich als Teil einer größeren gesundheitlichen Störung mit noch weiteren Krankheitszeichen äußert.

Wichtige Arzneimittel für Patienten, die unter Prostataerkrankungen leiden:

Chimaphila umbellata, Conium maculatum, Pareira, Sabal serrulata, Selenium

Weitere mögliche Arzneimittel:

Lycopodium clavatum (Bärlapp)

- Rückenschmerzen vor dem Urinieren
- Prostataschmerz beim und nach dem Urinieren
- Prostataerkrankungen in Verbindung mit Verdauungsstörungen/Flatulenz
- Potenzprobleme in einer längeren Beziehung oder Ehe, die sich nach Partnerwechsel jeweils kurzfristig bessern

Pulsatilla (Küchenschelle)

- Schmerzen in der Prostata nach dem Urinieren
- Hitzegefühl in der Prostata
- oft weiche und sanfte Personen mit Verlangen nach frischer Luft

Sepia (Tintenfisch)

- Gefühl eines Kloßes oder einer Kugel im Dammgebiet
- Abgang von Samenflüssigkeit während der Stuhl- oder Harnentleerung
- „schwache" und verletzliche Männer

Staphisagria (Rittersporn)

- Beschwerden durch Kummer oder unterdrückten Zorn
- Beschwerden nach Geschlechtsverkehr oder urologischen Untersuchungen
- Prostataschmerzen beim Fahren, Reiten oder Gehen

Thuja occidentalis (Lebensbaum)

- schwacher und gegabelter Harnstrahl infolge von Verklebungen der Harnröhre
- süßlicher, übel riechender Schweiß und vermehrte Warzenbildung in der Genitalregion
- Beschwerden entstehen häufig nach Trippererkrankung, Impfung oder Warzenbehandlung

Erkrankungen der Prostata

Chimaphila umbellata (Winterlieb)

Die Prostata ist entzündlich geschwollen und verursacht dadurch beim Patienten das Gefühl einer dicken Kugel im Dammgebiet. Die Schwellung führt wiederum zu Stau und Harnverhalt und dadurch auch zu einem ständigen Harndrang. Das Ablassen des Urins ist den Patienten jedoch nur möglich, wenn sie es schaffen, ihren reflektorisch verkrampften Beckenboden zu entspannen. Hierfür müssen sie ihre Beine weit abspreizen, sich dazu noch nach vorne beugen und angestrengt pressen.

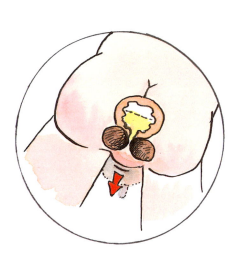

● Prostataentzündung und -schwellung.

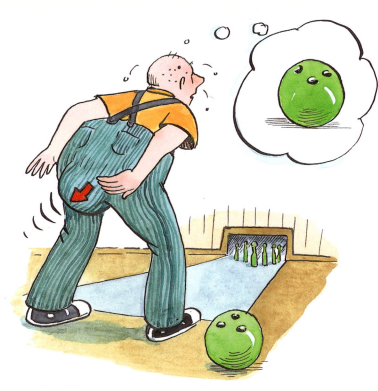

● Gefühl einer Kugel oder eines Balls im Dammgebiet.

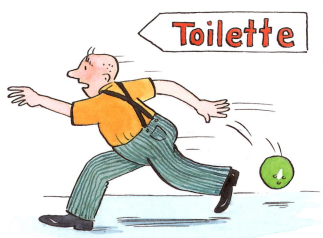

● Häufiger Harndrang.

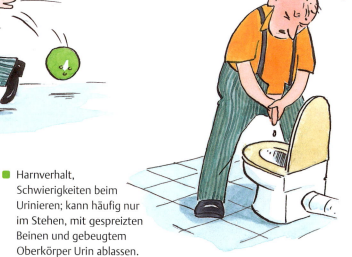

● Harnverhalt, Schwierigkeiten beim Urinieren; kann häufig nur im Stehen, mit gespreizten Beinen und gebeugtem Oberkörper Urin ablassen.

Erkrankungen der Prostata

Conium maculatum (Gefleckter Schierling)

Die für Conium typische Pathologie der Verhärtungen und Schwäche zeigt sich auch im urogenitalen System. Die Prostata wird auch als „Lustorgan" bezeichnet und die Unterdrückung der natürlichen sexuellen Leidenschaften verursacht hier eine deutliche Schwäche und manifeste Erkrankung des Organs. Die Prostata entzündet sich, schwillt an und verhärtet stark, wodurch dann die normale Harnentleerung massiv behindert wird.

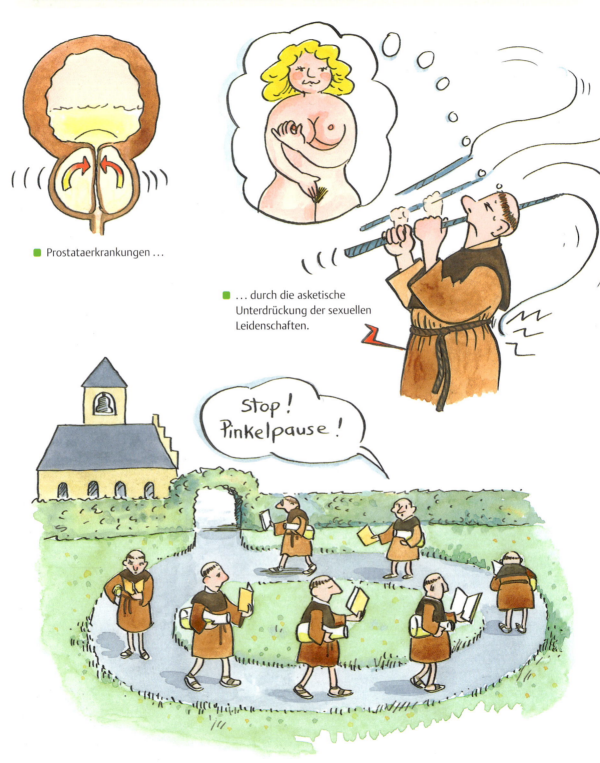

- Prostataerkrankungen …

- … durch die asketische Unterdrückung der sexuellen Leidenschaften.

- Ständiger Harndrang; Urin geht dann aber nur stockend und mit Unterbrechungen ab.

Erkrankungen der Prostata

Pareira brava (Grießwurz)

Durch die entzündliche Schwellung der Prostata kommt es auch hier zu massivem Harnstau. Die Patienten können ihre Blase oft nur in bestimmten entspannten Haltungen entleeren und müssen sich häufig dazu z. B. auf alle Viere begeben und angestrengt pressen. Durch diesen verzweifelten Pressdruck komprimieren sie jedoch die Nerven, die Penis und Beine versorgen, worauf sie Schmerzen in der Eichel und auch in den Oberschenkeln bekommen.

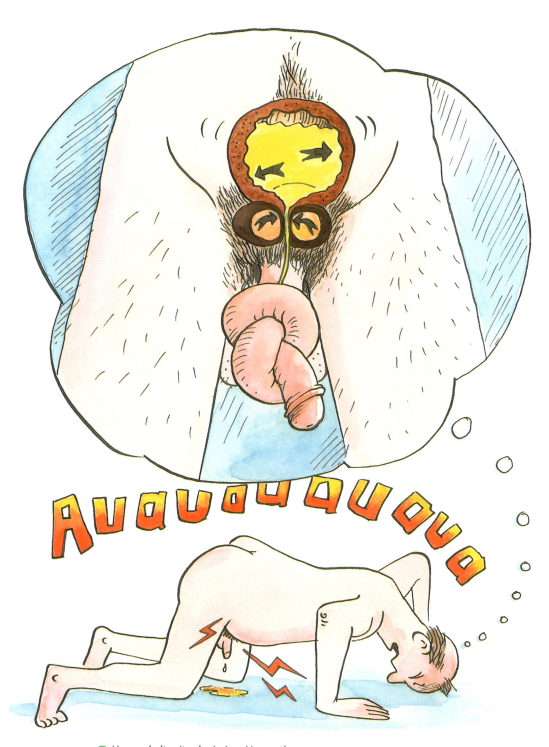

- Harnverhalt mit schwieriger Harnentleerung; Patient schreit vor Schmerzen.

Erkrankungen der Prostata

Sabal serrulata (Zwergsägepalme)

Das Arzneimittel Sabal serrulata hat einen deutlichen Bezug zu den Harn- und Geschlechtsorganen. Es wird bei Prostataerkrankungen mit schmerzhaftem Harnverhalt eingesetzt, die mit auffälligem Kälteempfinden einhergehen. Die Kälte erstreckt sich hierbei von der Blase oder der Prostata nach vorn bis in die äußeren Genitalien. Ein weiterer wichtiger Hinweis für dieses Arzneimittel zeigt sich durch das gemeinsame Auftreten von Prostatabeschwerden und einer Entzündung der Regenbogenhaut des Auges.

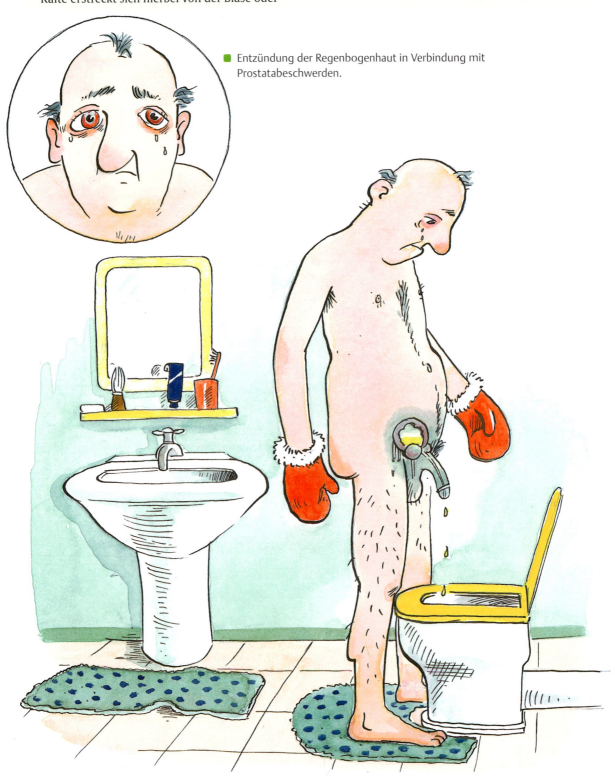

■ Entzündung der Regenbogenhaut in Verbindung mit Prostatabeschwerden.

■ Kältegefühl in Blase oder Prostata.

Erkrankungen der Prostata

Selenium (Selen)

Nach langen Erkrankungen oder aber sexuellen Ausschweifungen kann es zu Schwächezuständen kommen, die wie bei Selenium im urogenitalen Trakt ihre Hauptstörungen zeigen. Die Prostata entzündet sich, schwillt an und führt zu Harnentleerungsstörungen mit ständigem Nachträufeln des Urins. Die Patienten leiden dazu noch unter Impotenz und dauerndem unfreiwilligem Abgang von Samenflüssigkeit.

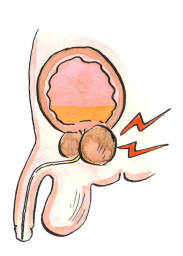

- Prostataentzündung und -vergrößerung.

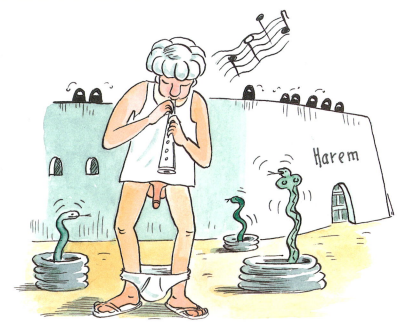

- Impotenz und allgemeine Schwäche; Haarausfall am ganzen Körper.

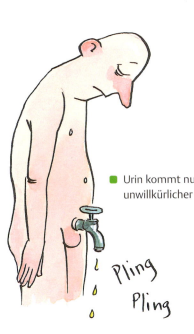

- Urin kommt nur langsam und tröpfelnd; unwillkürlicher Harnabgang.

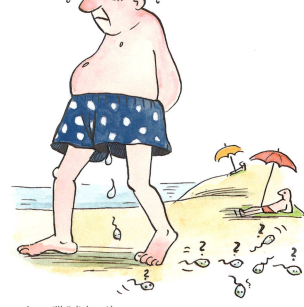

- Häufiger und unwillkürlicher Abgang von Prostatasekret und Samenflüssigkeit; Verschlimmerung der Beschwerden durch Hitze.

Entzündungen der unteren Harnwege und der Blase

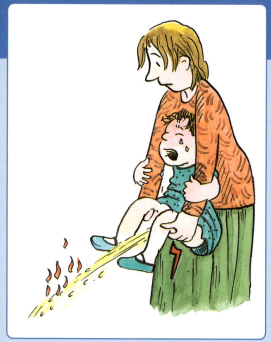

entwickeln sich meist durch aufsteigende bakterielle Besiedlungen, die bis zur Blase, aber auch weiter bis zur Niere reichen können. Begünstigt wird diese Invasion durch die kurze Harnröhre bei Frauen und Kindern, Nieren- oder Blasensteine sowie durch Beweglichkeits- und Lagestörungen der Harnorgane. Harnwegentzündungen entwickeln sich aber oft auch im Rahmen einer geschwächten Immunabwehr, die in anderen Krankheiten (z. B. Diabetes), im höheren Lebensalter und vor allem in psychischen Faktoren ihren Ursprung haben kann.

> **Wichtige Arzneimittel für Patienten, die unter Harnwegentzündungen leiden:**
>
> Cantharis, Equisetum hyemale, Mercurius corrosivus, Petroselinum sativum, Sarsaparilla officinalis

Weitere mögliche Arzneimittel:

Aconitum napellus (Sturmhut)

- plötzlich auftretende Schmerzen nach Verkühlung oder einer Schrecksituation
- Patient ist unruhig und hat Angst vor dem Urinieren
- Harnverhalt der Mutter oder auch des Neugeborenen nach der Entbindung

Berberis vulgaris (Berberitze)

- ausstrahlende Schmerzen von der Niere zur Blase, zum Hoden und zum Oberschenkel
- schlimmer durch schon geringste Bewegungen
- blubberndes Gefühl in der Nierengegend

Cannabis sativa (Hanf)

- starke Schmerzen beim Urinieren, vor allem bei den letzten Tropfen
- entzündete und geschwollene Harnröhrenmündung
- Druck der Beine verschlimmert, Patient geht daher mit gespreizten Beinen

Dulcamara (Bittersüß)

- Schmerzen und vermehrter Harndrang nach Durchnässung oder Verkühlung

Nux vomica (Brechnuss)

- Patient hat ständigen Harndrang, kann aber nur kleine Mengen entleeren
- Gefühl, die Harnröhre sei verkrampft und verengt
- überarbeitete und reizbare Patienten

Staphisagria (Rittersporn)

- Entzündungen durch Verletzungen, sei es durch Geschlechtsverkehr (besonders nach dem „ersten Mal"), nach operativen Eingriffen an den Harnorganen, nach Katheterisierung oder Entbindung

Entzündungen der unteren Harnwege und der Blase

Cantharis (Spanische Fliege)

Die für Cantharis typische Harnwegentzündung ist extrem schmerzhaft! Die Patienten leiden unter intensiven und brennenden Schmerzen und fast jeder Urintropfen fühlt sich an wie heißes, kochendes Wasser. Durch die massiven Reizungen und Irritierungen des Harntrakts kommt es dazu noch zu einer – für diese akute Schmerzsituation eigentlich ungewöhnlichen – Steigerung der sexuellen Begierden. Nach kalten Anwendungen oder einer vollständigen Harnentleerung bessern sich die Beschwerden.

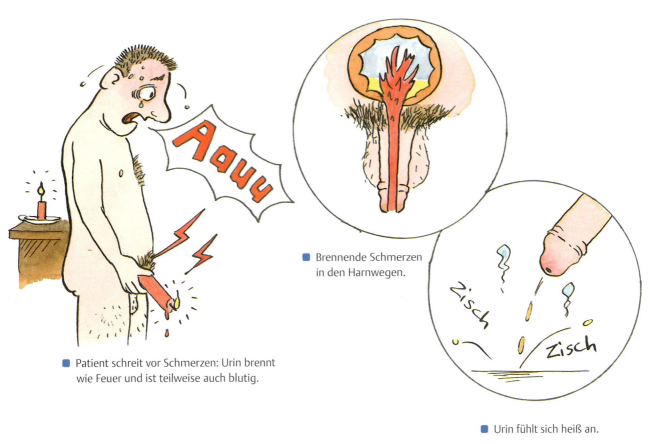

- Patient schreit vor Schmerzen: Urin brennt wie Feuer und ist teilweise auch blutig.
- Brennende Schmerzen in den Harnwegen.
- Urin fühlt sich heiß an.

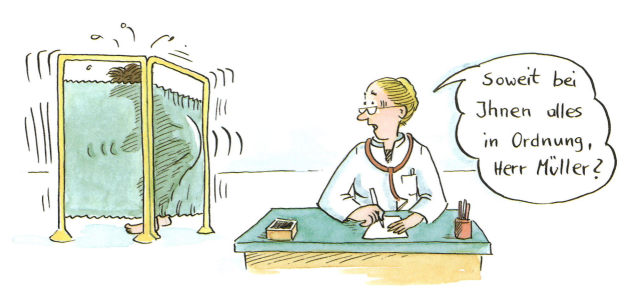

- Gesteigertes sexuelles Verlangen trotz der Beschwerden.

Entzündungen der unteren Harnwege und der Blase

Equisetum hyemale (Winterschachtelhalm)

Die für Equisetum typische Blasenentzündung zeigt sich durch eine ungewöhnliche Zunahme der Entzündungssymptome – bei abnehmendem Blaseninhalt! Je leerer die Blase ist, umso mehr nehmen Schmerzen, Harndrang und auch Völlegefühl zu und daher treten die Beschwerden besonders gegen Ende oder nach der Harnentleerung am deutlichsten in Erscheinung. Dieser unangenehme Zustand kann noch einige Zeit anhalten und bessert sich erst wieder mit zunehmender Blasenfüllung.

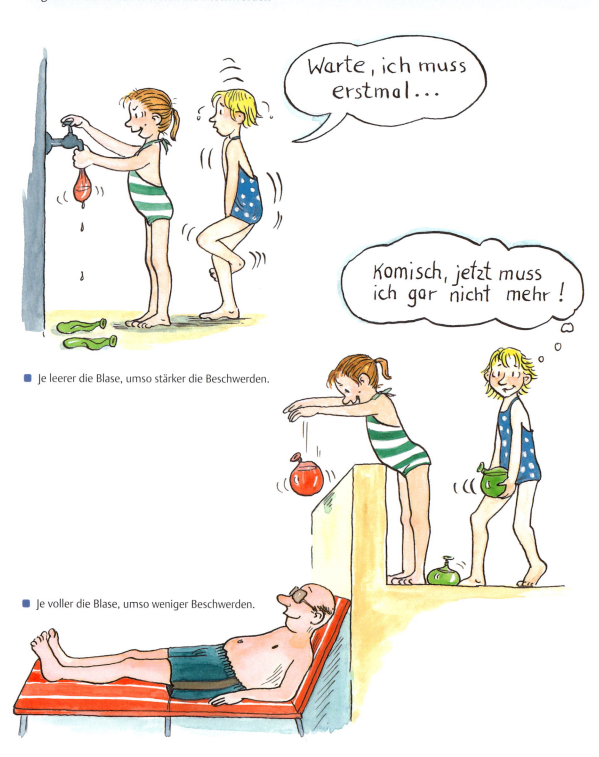

■ Je leerer die Blase, umso stärker die Beschwerden.

■ Je voller die Blase, umso weniger Beschwerden.

Entzündungen der unteren Harnwege und der Blase

Mercurius corrosivus (Quecksilberchlorid)

Die Mercurius-corrosivus-Pathologie geht mit einer äußerst heftigen Entzündungsreaktion einher und verursacht massive Schmerzen an Blase und Harnröhre. Der Urin fühlt sich brennend heiß an und kann vor lauter Schmerzen oft nur in geringen Mengen abgelassen werden. Die Entzündungen und die nicht vollständigen Entleerungen führen zu einem lang anhaltenden und intensiven Harndrang, bei dem die Patienten glauben, „irgendwie niemals mit dem Urinieren fertig zu werden".

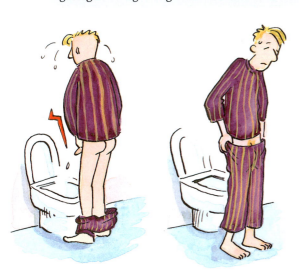
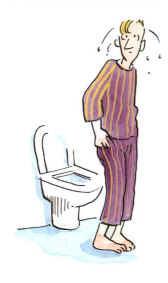
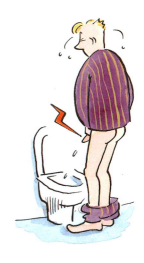

- Harnwegentzündung mit starkem Harndrang und dem Gefühl, „irgendwie niemals fertig zu werden".

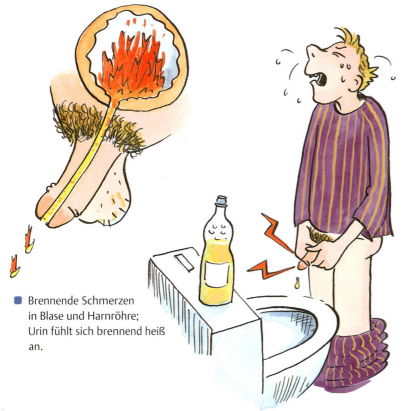
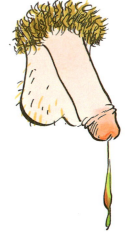

- Brennende Schmerzen in Blase und Harnröhre; Urin fühlt sich brennend heiß an.

- Starke Schmerzen vor oder bei dem Urinieren.

- Absonderung von Blut und Schleim.

Entzündungen der unteren Harnwege und der Blase

Petroselinum sativum (Petersilie)

Petroselinum-Patienten klagen meist über häufigen und sehr plötzlichen Harndrang. Dieser ist äußerst intensiv und zwingt sie zum schnellen und leider dann auch oft sehr schmerzhaften Urinieren. Wenn sie sich jedoch nicht bald erleichtern können, bekommen sie starke Schmerzen, die typisch vor allem im vorderen Teil der Harnröhre nahe der Öffnung auftreten. Besonders charakteristisch für Petroselinum ist ein auffallend intensiver und oft wollüstiger Juckreiz in der Harnröhre oder Blase.

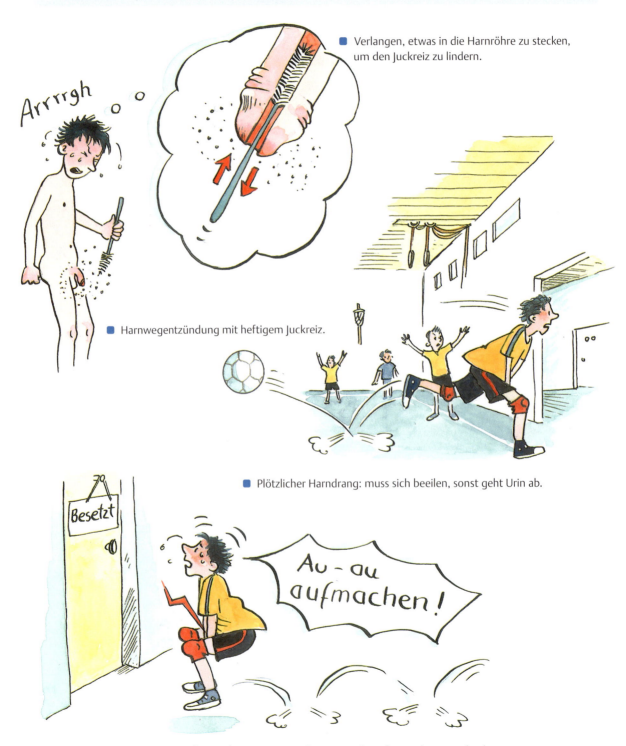

- Verlangen, etwas in die Harnröhre zu stecken, um den Juckreiz zu lindern.
- Harnwegentzündung mit heftigem Juckreiz.
- Plötzlicher Harndrang: muss sich beeilen, sonst geht Urin ab.
- Heftige Schmerzen, wenn der Harn nicht sofort entleert werden kann: „springt vor Schmerzen auf und ab".

Entzündungen der unteren Harnwege und der Blase

Sarsaparilla officinalis (Sarsaparillawurzel)

Im Rahmen einer Blasenentzündung kommt es hier neben dem vermehrten Harndrang auch zum gegenteiligen schmerzhaften Harnverhalt, bei dem die Patienten sich dann häufig nur noch im Stehen entleeren können. Bei Frauen können sich durch die Heftigkeit der Entzündung Fisteln zwischen Harnröhre und Scheide bilden, die sich durch den Abgang von Luft beim Urinieren offenbaren. Besonders charakteristisch für Sarsaparilla sind jedoch Schmerzen gegen Ende der Harnentleerung (während der letzten paar Tropfen).

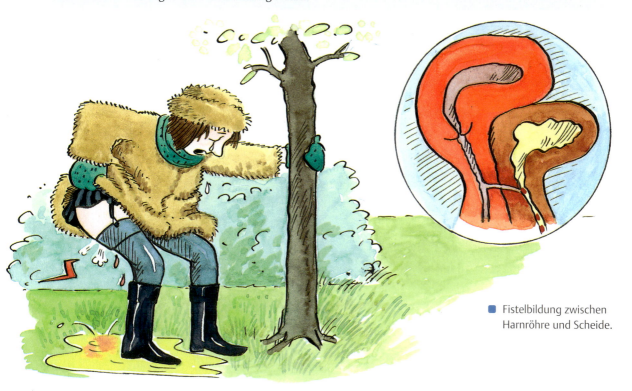

- Fistelbildung zwischen Harnröhre und Scheide.

- Schmerzen gegen Ende der Harnentleerung;
  Blut im Urin;
  Abgang von Luft aus der Harnröhre während des Urinierens.

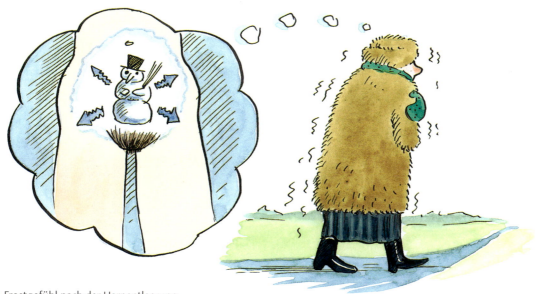

- Frostgefühl nach der Harnentleerung.

Prellungen

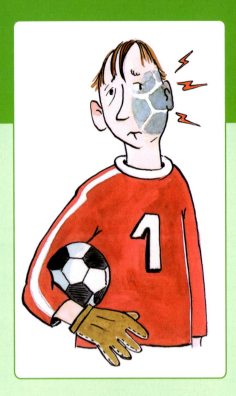

entstehen durch direkte und stumpfe Gewalteinwirkungen auf Körperteile oder Organe. Sie gehen meist ohne sichtbare Hautverletzungen einher, entwickeln aber in ihrer Folge Schwellungen und Blutergüsse, die durch die Verletzungen kleinster Blutgefässe, der Kapillaren, entstehen. Diese Kapillaren werden überdehnt oder reißen ein und verlieren dadurch Blut in den Zwischenzellraum, das zusammen mit dem ebenfalls verstärkt austretenden Blutplasma (der späteren Lymphflüssigkeit) zu den genannten Symptomen führt.

> **Wichtige Arzneimittel für Patienten mit einer Prellung:**
>
> Arnica, Bellis perennis, Conium maculatum, Lachesis muta, Sulfuricum acidum

Weitere mögliche Arzneimittel:

Bryonia alba (Weiße Zaunrübe)

- Verschlimmerung der Schmerzen bei schon geringsten Bewegungen
- Besserung durch Druck, z. B. beim Liegen auf dem betroffenen Körperteil
- reizbare Patienten, die erst mal nur ihre Ruhe haben wollen

Carbo vegetabilis (Holzkohle)

- Schockentwicklung nach einer heftigen Prellung (Autounfall etc.), Patient wird apathisch, friert zunehmend, wird immer schwächer und zeigt bläuliche und marmorierte Hautverfärbungen

Hepar sulfuris (Kalkschwefelleber)

- Prellungen mit starken Schmerzen und großer Berührungsempfindlichkeit
- der Patient ist sehr reizbar und will nicht angefasst und untersucht werden
- Kälte verschlimmert die Schmerzen, so dass der Patient die betroffene Region warm einhüllt

Ledum palustre (Sumpfporst)

- starke Schwellung und Verfärbung
- verletzte Region fühlt sich für den Untersucher kalt an und bessert sich (dafür ungewöhnlich) durch kalte Anwendungen
- warme Anwendungen verschlimmern

Millefolium (Schafgarbe)

- Blutungen innerer Organe oder Blutungen aus Körperöffnungen nach einer Prellung
- Folgen eines Absturzes aus der Höhe
- Lungenquetschung oder andere Rumpfverletzungen durch eine Prellung

Ruta graveolens (Gartenraute)

- Prellungen direkt am Knochen, z. B. an Schienbein, Unterarmknochen oder Rippen
- starke Schmerzen mit Steifigkeitsgefühl

Prellungen

Arnica montana (Bergwohlverleih)

Arnica ist unser wichtigstes Heilmittel bei Prellungen, Zerrungen, Schlägen oder anderen Traumen. Die Patienten leiden unter starken Schmerzen und fühlen sich wie zerschlagen. Sie reagieren empfindlich gegen Berührungen und Erschütterungen und haben daher auch Angst vor dem Näherkommen anderer Personen.

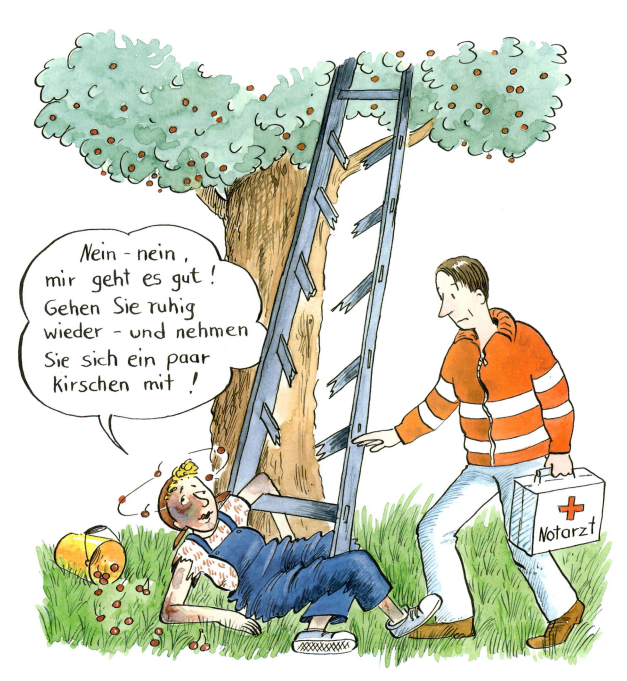

- Trotz seiner offensichtlichen Verletzungen behauptet der Patient, er sei gesund; aus Furcht vor weiteren Schmerzen vermeidet er ängstlich den Kontakt zu anderen.

Prellungen

Bellis perennis (Gänseblümchen)

Neben *Arnica* ist Bellis perennis eines der wichtigsten Arzneimittel für die Behandlung von Prellungen und eignet sich hier besonders für tiefer liegende Verletzungen des Muskelgewebes oder auch des Bauchraums. Die Heftigkeit und Tiefe der Verletzung bewirkt eine Abkühlung der Extremitäten und ein späteres Anschwellen der rumpfnahen Lymphknoten. Bellis perennis hat sich ebenso wie *Conium* für die Behandlung von akuten oder chronischen Drüsenverletzungen bewährt und wird auch in der Krebstherapie eingesetzt.

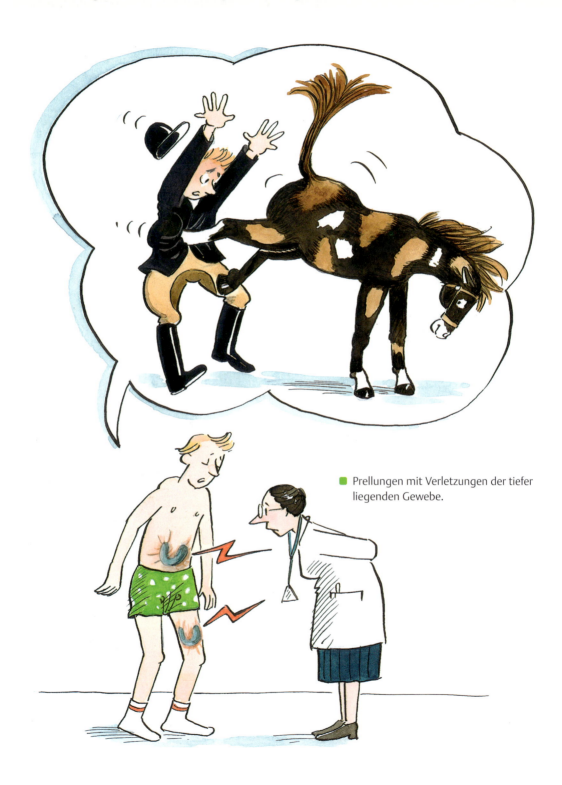

🟩 Prellungen mit Verletzungen der tiefer liegenden Gewebe.

Prellungen

Conium maculatum (Gefleckter Schierling)

Conium ist eines der wichtigsten Arzneimittel für stumpfe Verletzungen der Drüsen. Häufig treten diese Verletzungen an den Brüsten oder Hoden auf und führen zu einer entzündlichen Schwellung, die sich später verhärtet. Conium hilft hier im akuten Fall, aber auch vorbeugend, denn traumatisierte Drüsen entwickeln später häufig die Tendenz zu Krebserkrankungen.

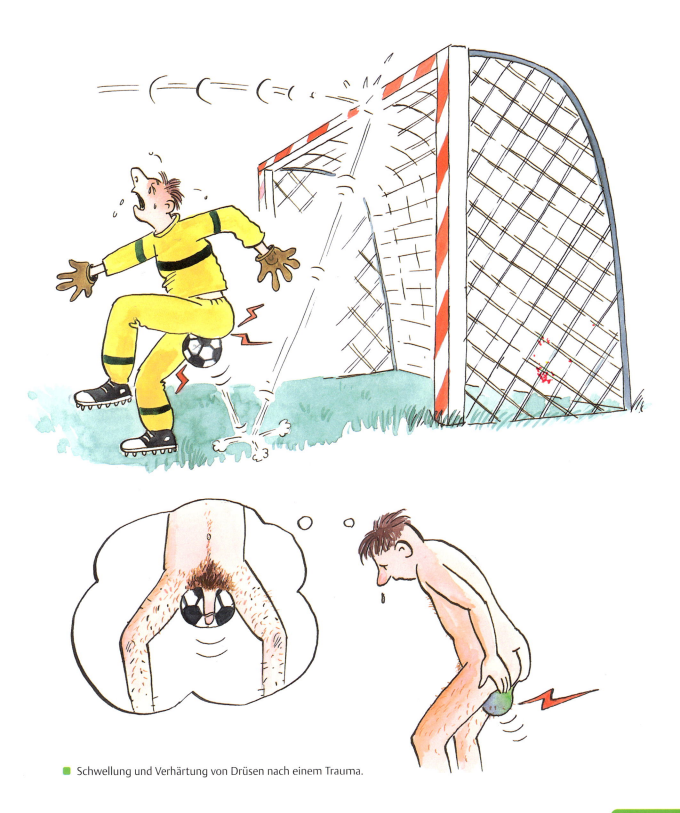

■ Schwellung und Verhärtung von Drüsen nach einem Trauma.

Prellungen

Lachesis muta (Buschmeisterschlange)

Die für Lachesis (und auch andere Schlangengifte) typische Neigung zu dunklen Blutungen, gepaart mit einer Abneigung gegen Einengungen der Haut, zeigt sich auch nach Prellungen.

Der entstehende Bluterguss schwillt an und färbt sich schnell dunkel ein. Die Patienten können auf der betroffenen Hautregion keinerlei Druck ertragen und lehnen vehement Verbände oder Kompressen ab.

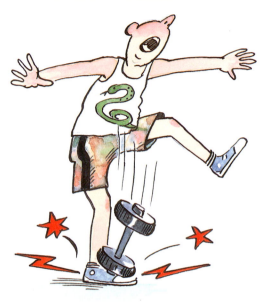

● Beschwerden nach starken Prellungen.

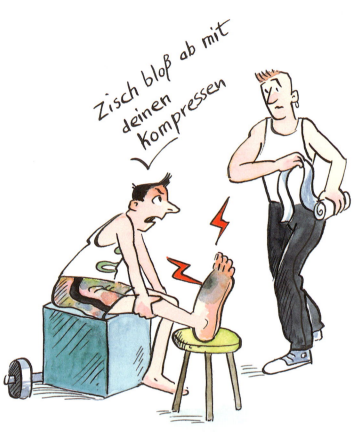

● Schwellung und dunkle Verfärbung; Abneigung gegen einengende Verbände.

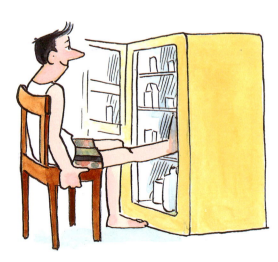

● Kälte bessert …

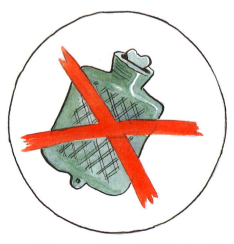

● … und Wärme verschlimmert die Beschwerden.

Sulfuricum acidum (Schwefelsäure)

Nach dem Ersteinsatz von *Arnica, Calendula* oder *Ledum* eignet sich Sulfuricum acidum hervorragend für die abschließende Behandlung einer Prellung. Es verbessert die Gewebedurchblutung, beseitigt die Reste der Blutergüsse und hilft, die unfallbedingte Erschöpfung wieder auszugleichen.

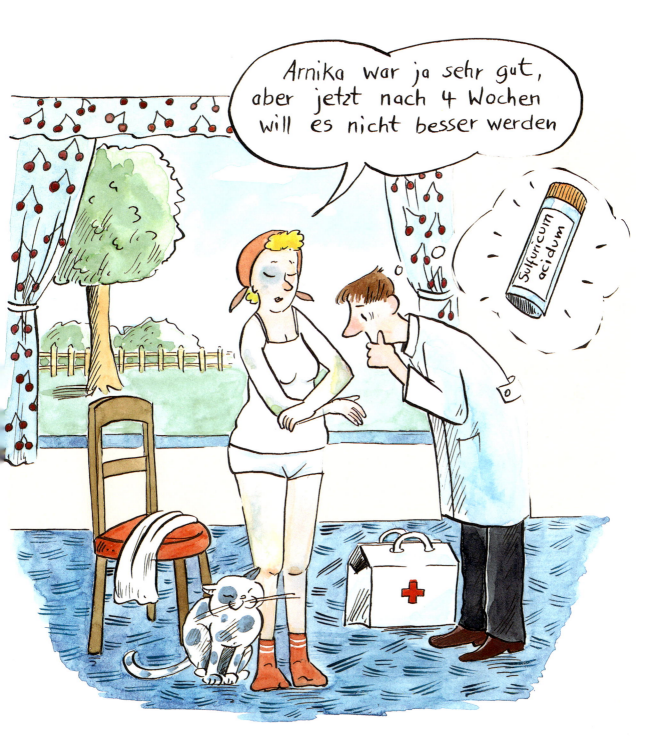

Abschließende Behandlung nach einem Trauma.

Verstauchungen

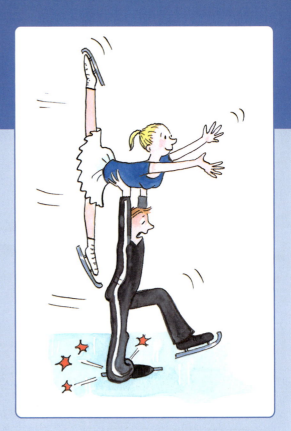

Zerrungen oder Verdrehungen entstehen häufig durch plötzliche Gewalteinwirkungen, die den normalen Beweglichkeitsspielraum von Gelenken, Muskeln, Sehnen und Bändern überschreiten. Abhängig von der Intensität des Traumas können diese Strukturen und auch die umgebenden Blutgefäße ein- oder komplett durchreißen, was zu starken Schmerzen, Schwellungen, Blutergüssen und natürlich auch Funktionseinschränkungen führt.

Bei ungünstigem Heilungsverlauf können sich aus dieser akuten Verletzung später auch chronische Beschwerden entwickeln, die neben latenten Schmerzen vor allem zu einer Gelenkinstabilität mit nachfolgender Arthrose führen können. Neben der ärztlichen Erstversorgung helfen hier homöopathische Arzneimittel, die Regeneration der verletzten Strukturen zu verbessern und mögliche Folgeschäden auszuschließen.

Wichtige Arzneimittel für Patienten mit einer Verstauchung:

Calcium carbonicum, Cannabis sativa, Rhus toxicodendron, Sticta pulmonaria, Strontium carbonicum

Weitere mögliche Arzneimittel:

Arnica montana (Bergwohlverleih)

- Muskel- und Sehnenverletzungen durch Verstauchung oder ungewohnte Anstrengung
- Blutergüsse, starke Schmerzen und große Berührungsempfindlichkeit
- Furcht vor Berührung und Untersuchung, der Patient behauptet: „es geht mir gut"

Bryonia alba (Weiße Zaunrübe)

- Verstauchungen mit Schmerzen, die sich schon durch kleinste Bewegungen verschlimmern
- Druck und kalte Anwendungen bessern

Lachesis muta (Buschmeisterschlange)

- Verstauchung mit bläulicher Verfärbung des betroffenen Gelenks
- schlimmer durch warme Anwendungen und einengende Verbände

Ledum palustre (Sumpfporst)

- Verstauchung, bei der sich die betroffene Region für den Untersucher kalt anfühlt, aber vom Patienten selbst nicht als kalt empfunden wird
- Besserung der Schmerzen durch kalte oder besser eiskalte Anwendungen

Platinum metallicum (Platin)

- Verstauchung mit zusammenschnürenden Schmerzen
- betroffene Stelle fühlt sich an wie von einem engen Band umwickelt

Ruta graveolens (Gartenraute)

- Verstauchungen, Zerrungen oder Verletzungen durch wiederholte Überanstrengung, vor allem der Sehnen, z. B. an Hand- oder Fußgelenk
- Schmerzen, Steifheit und Schwäche im Gelenk
- besser durch warme Anwendungen
- schlimmer durch kalte Anwendungen, feuchtkaltes Wetter oder erneute Belastungen

Verstauchungen

Calcium carbonicum (Austernschalenkalk)

Wie schon bei den Krämpfen beschrieben, kann die andauernde Überarbeitung eines Menschen zu Calcium-carbonicum-Symptomen führen. Durch die Überanstrengungen und das damit verbundene häufige Umknicken von Gelenken kommt es zu Verstauchungen, die – typisch für dieses Arzneimittel – nur sehr langsam wieder verheilen und häufig zu einer chronischen Instabilität des Gelenks führen. Die Schmerzen verschlimmern sich durch Kälte und Anstrengungen und werden durch Wärme gebessert.

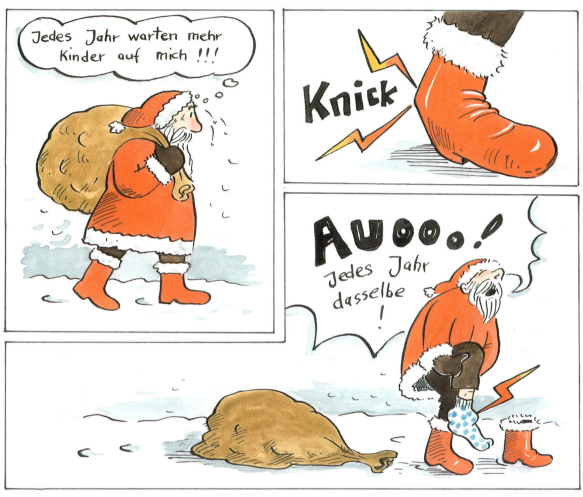

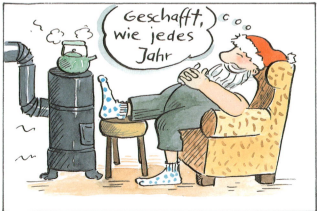

- „Ausgelaugte und entkräftete Geschäftsleute", die sich leicht die Gelenke verstauchen.

Verstauchungen

Cannabis sativa (Hanf)

Die krampfartigen und zusammenziehenden Tendenzen von Cannabis sativa zeigen sich auch nach einer Verstauchung der Finger. Durch die Verletzung ziehen sich die betroffenen Muskeln fest zusammen und verursachen eine chronische Kontraktur. Die Finger lassen sich dadurch nicht mehr strecken und bleiben dauerhaft verkürzt.

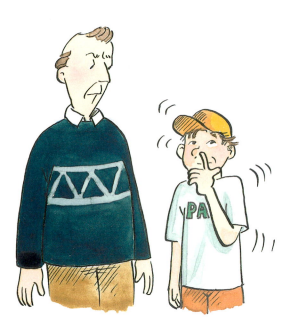
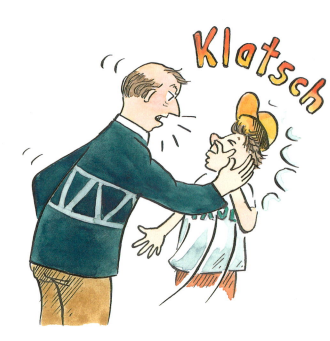

- Chronische Verkürzung der Fingermuskeln und Sehnen nach einer Verstauchung.

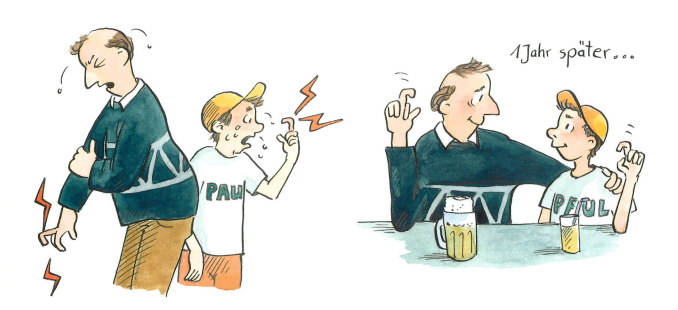

Verstauchungen

Rhus toxicodendron (Giftsumach)

Nach der Verstauchung fühlt sich das betroffene Gelenk steif an und schmerzt. Die Beschwerden verschlimmern sich durch Ruhe und provozieren daher einen ständigen – und nach einem Trauma eigentlich ungewöhnlichen – Bewegungsdrang. Die Patienten können nur schlecht ruhig sitzen und sind andauernd dabei, ihre Haltung zu wechseln. Beim Aufstehen vom Sitzen oder anderen anstrengenden Erstbewegungen verschlimmern sich kurz die Schmerzen, werden aber durch fortgesetzte Bewegungen deutlich gelindert.

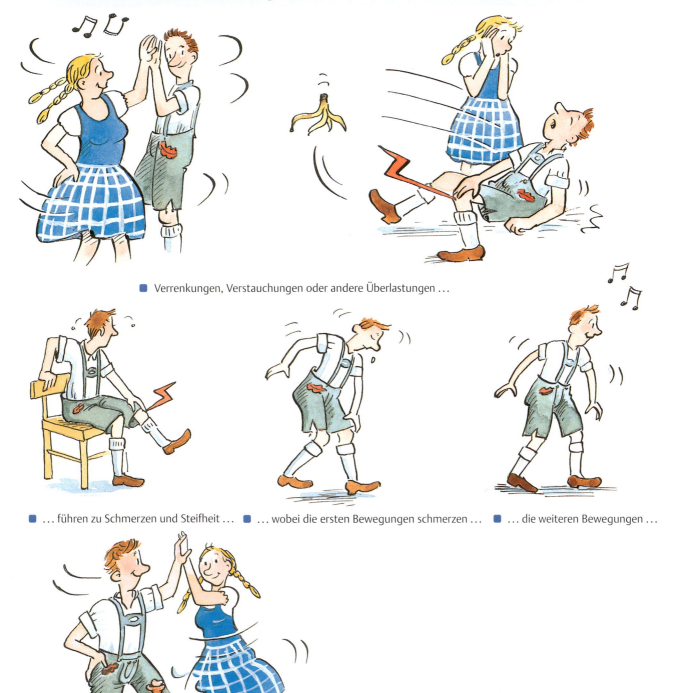

■ Verrenkungen, Verstauchungen oder andere Überlastungen …

■ … führen zu Schmerzen und Steifheit …   ■ … wobei die ersten Bewegungen schmerzen …   ■ … die weiteren Bewegungen …

■ … und auch Wärme und Druck die Beschwerden jedoch lindern.

Verstauchungen

Sticta pulmonaria (Lungenflechte)

Kennzeichnend für eine Sticta-pulmonaria-typische Verstauchung ist neben der normalen schmerzhaften Anschwellung die auffallende Rötung des betroffenen Gelenks. Diese kann sich als umschriebener roter Fleck oder als größere rötliche Verfärbung am Gelenk zeigen. Abgesehen von diesen lokalen Beschwerden leiden Sticta-Patienten nach einem Trauma auch häufig unter auffallender Schlaflosigkeit.

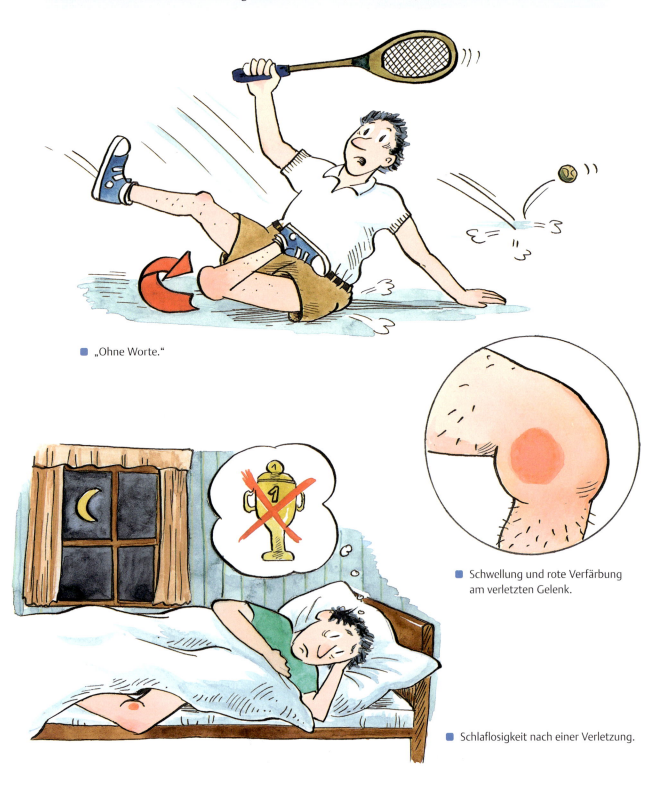

„Ohne Worte."

Schwellung und rote Verfärbung am verletzten Gelenk.

Schlaflosigkeit nach einer Verletzung.

Verstauchungen

Strontium carbonicum (Strontiumcarbonat)

Strontium-carbonicum-Patienten können eine Schwächesymptomatik ausbilden, die entweder global, wie nach einer Operation, oder auch nur lokal an einzelnen Körperstellen auftritt. Die regionale Schwäche zeigt sich häufig an einzelnen Gelenken und hier besonders an den Sprunggelenken. Die Patienten knicken dadurch oft beim Gehen um, verstauchen sich die Knöchel und haben anschließend noch lange Zeit unter der Schwellung und dem erneut verstärkten Schwächegefühl im Gelenk zu leiden.

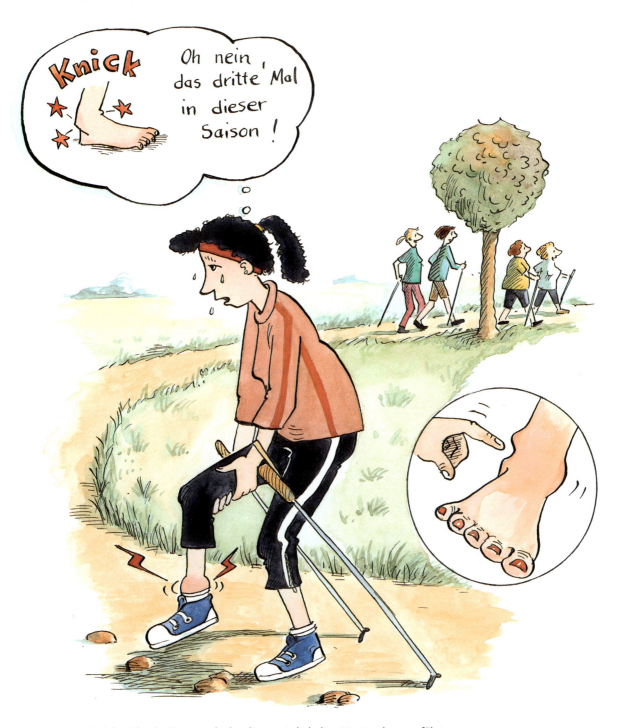

- Schwäche der Sprunggelenke, die zu wiederholten Verstauchungen führt; lang anhaltende Schwellung und Schwächegefühl.

Knochenbrüche

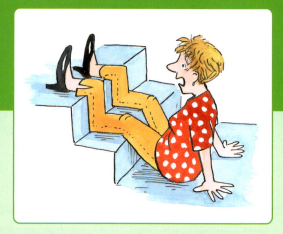

entstehen durch Gewalteinwirkungen, die entweder direkt über einen Hebel oder durch lange, gleichbleibende Überlastungen auf das Knochengewebe einwirken. Sie sind zuverlässig an einer Fehlstellung des Knochens, einer abnormen Beweglichkeit, an unnatürlichen Geräuschen oder den sichtbaren Knochenbruchfragmenten zu erkennen. Als unsichere Frakturzeichen gelten Schmerzen, Schwellungen, Blutergüsse oder eine eingeschränkte Funktion der Knochen.

Die allgemeine Behandlung eines Knochenbruchs erfolgt natürlich durch einen Facharzt. Sie kann jedoch durch homöopathische Arzneimittel begleitet werden, die sofort nach dem Trauma, aber auch im weiteren Therapieverlauf eingesetzt werden und den Heilungsverlauf deutlich verbessern können.

Wichtige Arzneimittel für Patienten mit einem Knochenbruch:

Aconitum napellus, Bryonia alba, Calcium phosphoricum, Ruta graveolens, Symphytum officinale

Weitere mögliche Arzneimittel:

Arnica montana (Bergwohlverleih)

- starke Schmerzen mit großer Berührungsempfindlichkeit
- Furcht vor Berührung und Untersuchung, der Patient behauptet: „es geht mir gut"
- große Blutergüsse

Calendula officinalis (Gartenringelblume)

- Anwendung einer Tinktur als äußerliche Erstbehandlung offener Frakturen, zur Verhütung einer Infektion, Verbesserung der Wundheilung und Vermeidung von Narbenwucherungen
- Erstbehandlung aber auch als orales Arzneimittel mit denselben Indikationen
- spätere Verwendung zur Anregung eines verlangsamten Heilungsverlaufs

Eupatorium perfoliatum (Durchwachsener Wasserhanf)

- starkes Wundheits- und Zerschlagenheitsgefühl in den Knochen
- Patient fühlt deutlich, dass die Knochen gebrochen sind – auch ohne dass er es sieht

Hypericum perforatum (Johanniskraut)

- Frakturen von besonders nervenreichen Körperteilen, wie z. B. der Hände, dem Gesicht oder der Wirbelsäule
- offene Frakturen mit Nervenverletzungen und starken Schmerzen

Ledum palustre (Sumpfporst)

- geschlossene Frakturen mit Bluterguss und Schwellung, die sich von außen kühl anfühlen, aber vom Patienten nicht als kalt empfunden werden
- Besserung der Schmerzen durch kalte Anwendungen
- Verschlechterung durch Wärme

Aconitum napellus (Sturmhut)

Nach heftigen Unfällen stehen vielen Patienten – neben ihren körperlichen Verletzungen – auch deutlich die Zeichen des soeben erlebten Schreckens ins Gesicht geschrieben. Sie zittern, ihr Herz rast, sie sind sehr unruhig, ängstlich und erschüttert. Die Behandlung der körperlichen Symptome, egal ob Fraktur, Prellung oder Verbrennung sollte hier erst nach einer Gabe von Aconitum beginnen, denn die Harmonisierung des traumatisierten Gemütszustands hilft dem Organismus, die für die Heilung notwendigen Energien besser bereitstellen zu können.

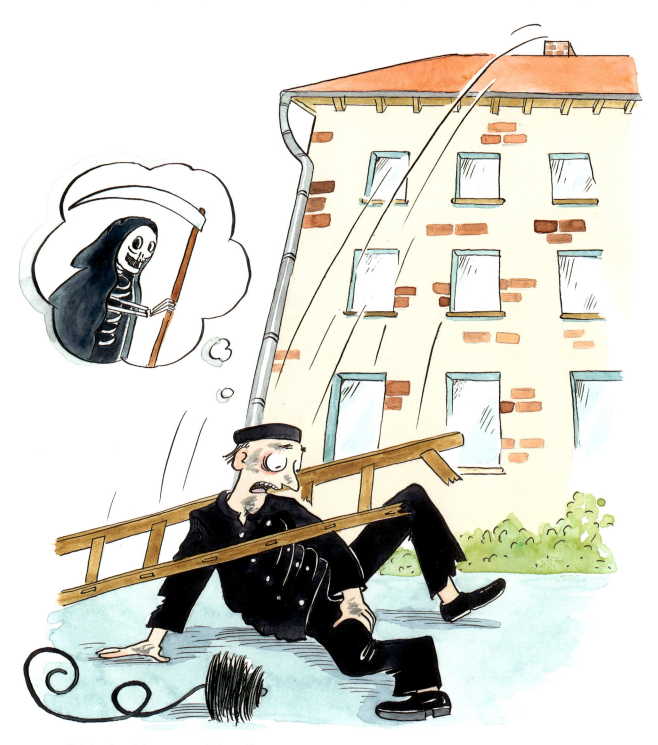

Schreck und Entsetzen nach einem Trauma.

Knochenbrüche

Bryonia alba (Weiße Zaunrübe)

Obwohl man bei Knochenbrüchen stets davon ausgehen kann, dass Bewegungen schmerzhaft sind, hebt sich doch die für Bryonia typische Fraktur in ihrer enormen Empfindlichkeit hervor. Die Patienten reagieren außergewöhnlich sensibel, so dass die Schmerzen hier nicht nur durch Bewegungen in Bruchnähe, sondern auch oft sogar schon durch Bewegungen von anderen Körperregionen ausgelöst werden. Durch leichten Druck und stabiles Ruhigstellen der verletzten Region in einer Schiene bessern sich die Beschwerden.

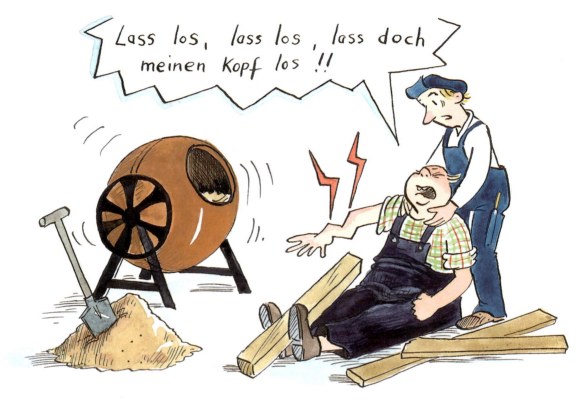

● Knochenbruch mit Schmerzen, die sich schon durch leichteste Bewegungen verschlimmern.

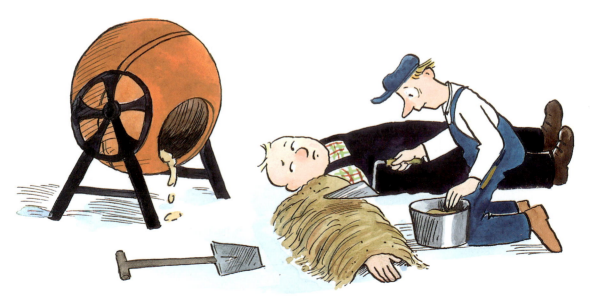

● Besser durch leichten Druck, kalte Anwendungen und Ruhigstellung.

Knochenbrüche

Calcium phosphoricum (Calciumphosphat)

Das Mineral Calcium phosphoricum ist der Hauptbestandteil von Knochen und so verwundert es nicht, dass es bei einem Mangel an dieser Substanz zu Störungen des Knochenneuaufbaus kommen kann. Das aus diesem Mineral hergestellte homöopathische Medikament eignet sich daher gut für die Behandlung älterer Frakturen, die nur schlecht zusammenwachsen.

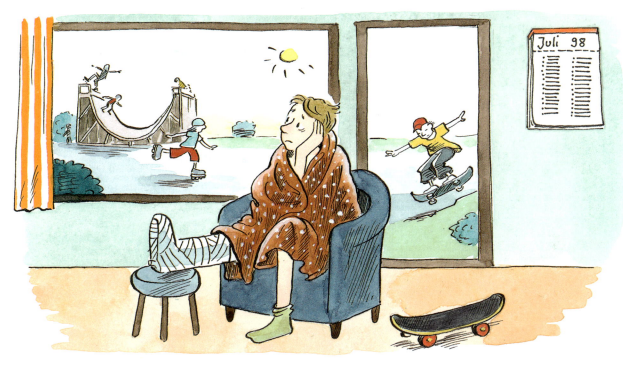

● Knochenbrüche …

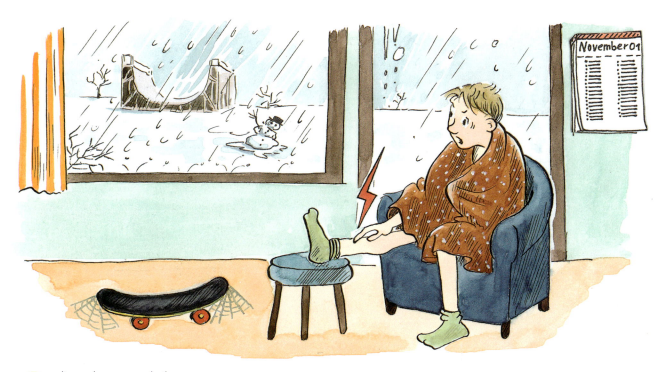

● … die nur langsam verheilen; Schmerzen an kleiner, umschriebener Stelle; Wetterwechsel oder kaltes Wetter verschlimmern.

Knochenbrüche

Ruta graveolens (Gartenraute)

Ruta ist ein spezifisches Heilmittel für Verletzungen der Knochenhaut. Diese ist nicht bei jeder Fraktur mit zerstört, sondern kann auch in ihrer Kontinuität unverletzt sein. Handelt es sich jedoch um eine offene Fraktur oder zeigen sich bei einer geschlossenen Fraktur im Röntgenbild Verletzungen der Knochenhaut, so ist Ruta als Arzneimittel in die engere Wahl zu ziehen. Ruta eignet sich ebenso wie *Calcium phosphoricum* und *Symphytum* für die Nachbehandlung von nur langsam verheilenden Knochenbrüchen.

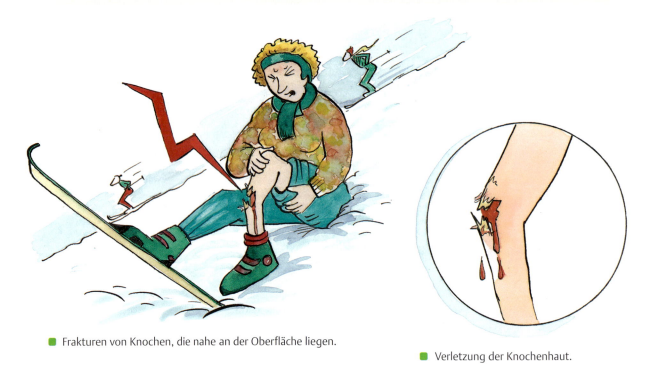

- Frakturen von Knochen, die nahe an der Oberfläche liegen.

- Verletzung der Knochenhaut.

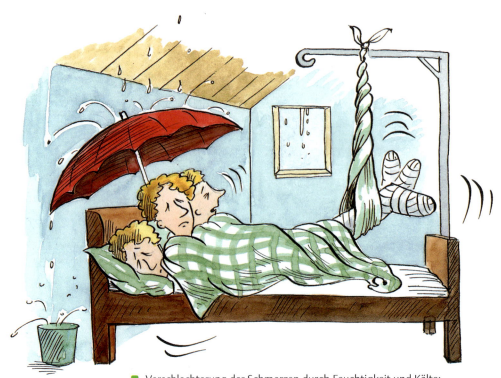

- Verschlechterung der Schmerzen durch Feuchtigkeit und Kälte; kann schlecht ruhig liegen und wälzt sich ruhelos umher.

Knochenbrüche

Symphytum officinale (Beinwurz)

Symphytum ist das erste Arzneimittel, an das wir nach einer Fraktur denken sollten, um die Knochenheilung anzuregen. Es fördert die Kallusbildung an der Bruchstelle und lindert den Schmerz. Neben seinem Einsatz als Akutmittel eignet sich Symphytum später ebenfalls hervorragend für die Behandlung einer verzögerten Knochenbruchheilung. Selbst schon länger verheilte, aber trotzdem noch schmerzende Knochen reagieren gut auf die Gabe dieses Arzneimittels.

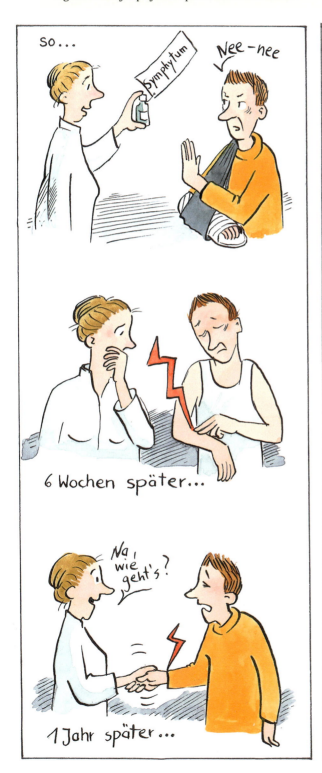

■ Ohne Symphytum.

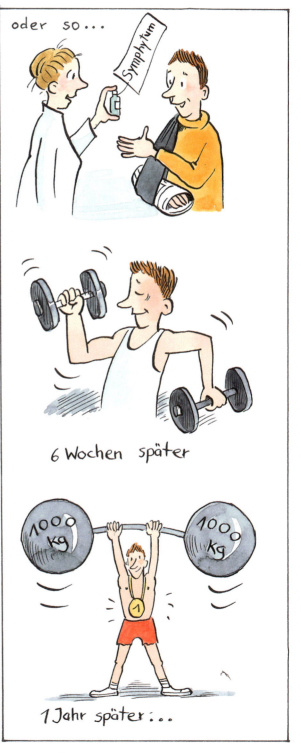

■ Mit Symphytum.

Operationstrauma

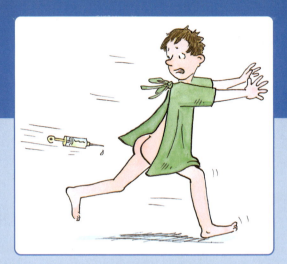

ist ein allgemeiner Begriff für körperliche oder seelische Störungen, die vor, aber meistens nach einem chirurgischen Eingriff auftreten. Bei empfindlichen Patienten kann die erahnte Intensität eines bevorstehenden Operationsereignisses zu massiven Ängsten führen. Diese können im Extremfall die Operation verhindern oder aber den Narkoseverlauf erschweren, so dass die Operation oder die nachfolgende Regeneration ungünstig beeinflusst werden.

Abhängig von Dauer und Schwere des Eingriffs können sich aber selbst robustere Patienten nach dem Erwachen aus der Narkose überfordert zeigen und kurzfristig oder auch noch lange Zeit später unter Heilungsstörungen oder anderen Folgen der Operation zu leiden haben.

> **Wichtige Arzneimittel für Patienten, die nach einer Operation unter Beschwerden leiden:**
>
> Arnica montana, Hypericum perforatum, Opium, Phosphorus, Strontium carbonicum

Weitere mögliche Arzneimittel:

Aconitum napellus (Sturmhut)

- plötzlicher Schreck mit Todesangst bei der ärztlichen Aufklärung vor einer Operation
- Patient ist fest davon überzeugt, während der Operation zu sterben
- unruhige, panische Patienten mit starkem Herzklopfen und Kurzatmigkeit

Bryonia alba (Weiße Zaunrübe)

- starke Schmerzen nach einer Operation, die schon durch geringe Bewegungen verschlimmert werden
- Patient ist gezwungen, sich möglichst nicht zu bewegen
- Abneigung gegen Besuch, Patient will seine Ruhe haben und möglichst allein sein

Carbo vegetabilis (Holzkohle)

- starke Schwäche oder sogar Kollaps nach einer Operation
- Patient friert, hat kalte Haut, aber gleichzeitig ein ständiges Verlangen nach frischer, kühler Luft
- aufgetriebener Bauch, der sogar die Atmung behindern kann
- Besserung des Befindens nach Abgang von Blähungen oder durch Aufstoßen
- schwache, gleichgültige oder auch reizbare Patienten

Causticum („Hahnemanns Ätzstoff")

- Harnverhalt nach der Operation: die Blase ist voll, aber der Patient kann keinen Urin ablassen

China officinalis (Chinarindenbaum)

- nach Operationen mit großem Blutverlust
- aufgetriebener Bauch mit häufigem Blähungsabgang, der aber keine Erleichterung bringt
- schwache und reizbare Patienten

Staphisagria (Rittersporn)

- sehr empfindliche Wunden mit roten Rändern, die nur schlecht verheilen
- Schmerzen nach einer Blasenspiegelung oder anderen urogenitalen Operationen

Arnica montana (Bergwohlverleih)

Arnica ist sicher eines der bekanntesten pflanzlichen Arzneimittel und hat sich unendlich oft nach Traumen oder speziell in der Nachbehandlung von Operationen bewährt. Es wirkt hier besonders gut, wenn während des chirurgischen Eingriffs Muskeln gezerrt und überdehnt wurden oder es zu Einblutungen in die Gewebe gekommen ist. Arnica-Patienten sind sehr schmerzempfindlich. Sie vermeiden Erschütterungen und Berührungen und haben aus Furcht vor weiterem Schmerz Angst vor dem Näherkommen anderer Personen.

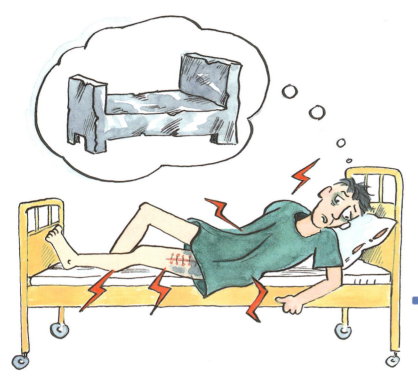

■ Zerschlagenheitsgefühl und große Empfindlichkeit: selbst das Bett fühlt sich zu hart an; ruhelose Versuche, eine bequeme Lage zu finden.

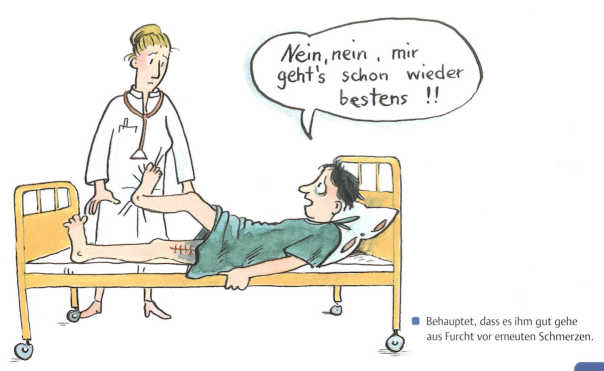

■ Behauptet, dass es ihm gut gehe aus Furcht vor erneuten Schmerzen.

Operationstrauma

Hypericum perforatum (Johanniskraut)

Hypericum ist ein wichtiges Heilmittel für die Folge von Nervenverletzungen. Diese können durch plötzliche Unfälle entstehen, aber auch durch länger währende Einklemmungen, z.B. durch eine ungünstige Lagerung des Patienten während einer Operation. Durch diese längeren Kompressionen wird das Nervengewebe geschädigt und die Patienten leiden nach der Operation je nach Schweregrad unter ausstrahlenden Schmerzen, Taubheitsgefühlen oder sogar Lähmungen.

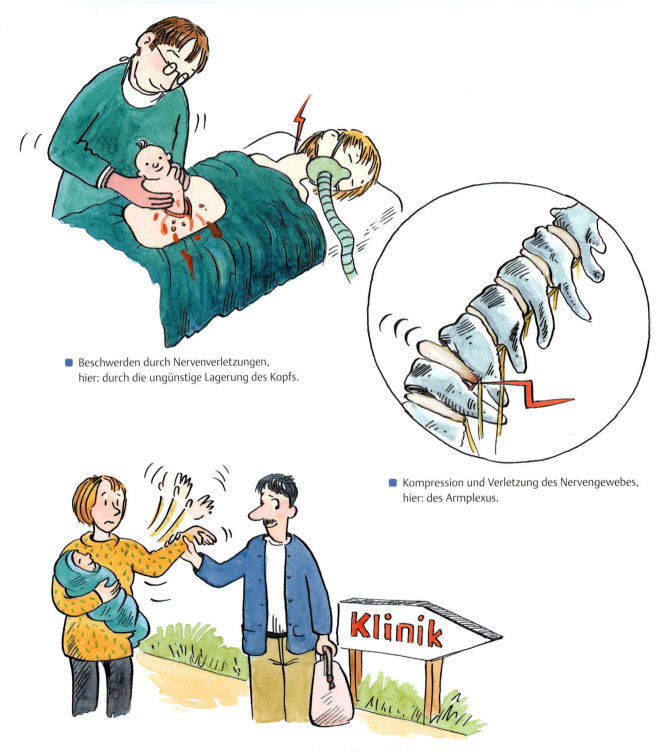

- Beschwerden durch Nervenverletzungen, hier: durch die ungünstige Lagerung des Kopfs.

- Kompression und Verletzung des Nervengewebes, hier: des Armplexus.

- Schmerzen, Schwäche oder Lähmung der Muskulatur, hier: von Schulter und Armmuskeln (Erb'sche Lähmung).

Operationstrauma

Opium (Schlafmohn)

Vergleichbar mit dem Rausch- und Schwächezustand eines Opiumkonsumenten entwickeln manche Patienten auch nach Operationen ein „Opiumbild" mit ausgeprägter Schläfrigkeit, Benommenheit und Schwäche. Die Schwäche durchzieht den gesamten Organismus und zeigt sich im Besonderen aber an den ausscheidenden Organen Darm und Blase.

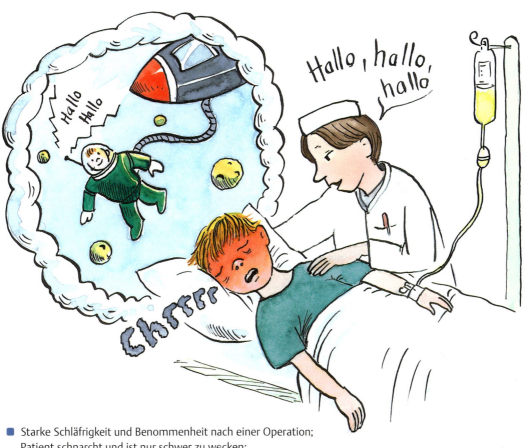

- Starke Schläfrigkeit und Benommenheit nach einer Operation; Patient schnarcht und ist nur schwer zu wecken; Gesicht ist rot bis dunkelrot verfärbt.

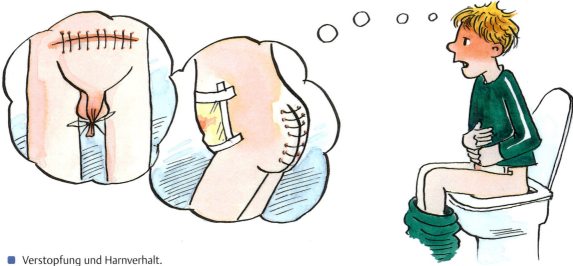

- Verstopfung und Harnverhalt.

Operationstrauma

Phosphorus (Gelber Phosphor)

Ein bevorstehender operativer Eingriff und die damit verbundenen gesundheitlichen Sorgen können bei sensiblen Patienten zu einem akuten Phosphor-Zustand voller Nervosität und Ängste führen. Dieser zeigt sich dann oft auch nach einer Operation. Das gesamte Nervensystem scheint durcheinander zu sein, die Patienten sind verwirrt, ängstlich, ihnen ist übel und sie müssen sich übergeben. Darüber hinaus zeigt sich Phosphor auch durch eine vermehrte Blutungsneigung der Patienten während oder nach der Operation.

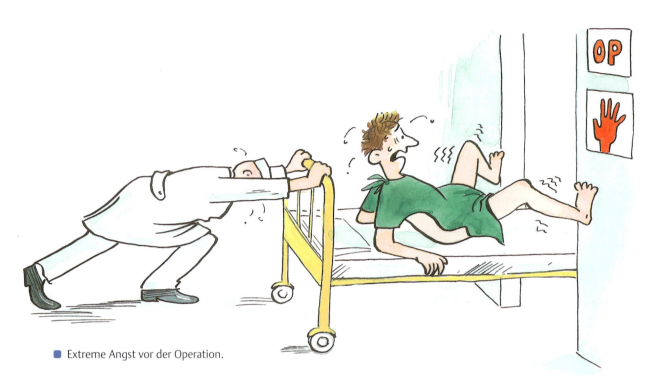

● Extreme Angst vor der Operation.

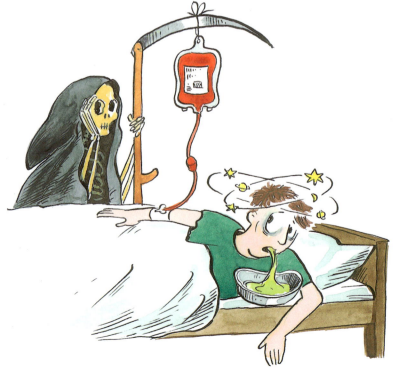

● Verwirrt, ängstlich und desorientiert nach dem chirurgischen Eingriff.

Strontium carbonicum (Strontiumcarbonat)

Fast jede Operation schwächt einen Patienten, und abhängig von dessen Alter, Gesundheitszustand, Art und Dauer der Operation braucht der Organismus wieder Zeit, um sich von dem Eingriff zu erholen. Gelingt ihm dies nicht und gleitet er trotz gelungener Operation im Gegenteil in einen zunehmenden Zustand der kollabierenden Schwäche, so kann ihm Strontium carbonicum helfen, sich wieder zu regenerieren.

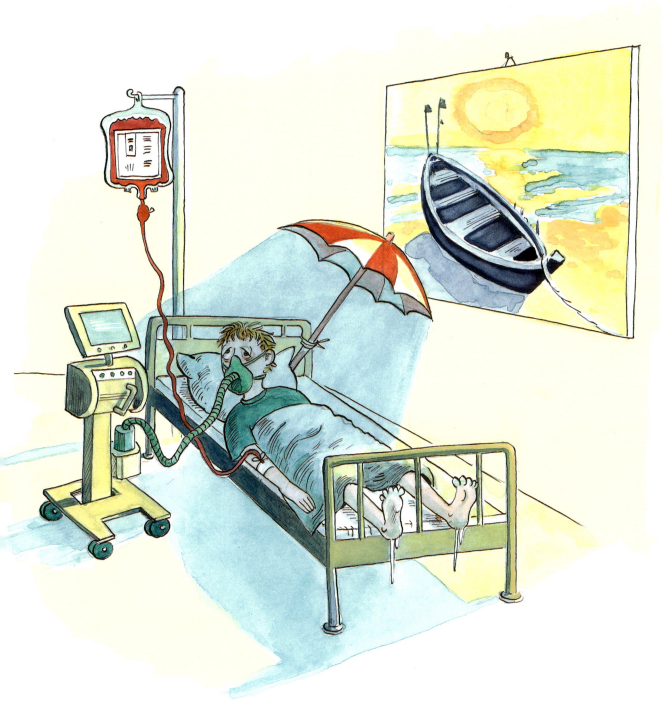

■ Starke Schwäche nach einer Operation, oft verbunden mit Schmerzen, Kälte und Lichtempfindlichkeit.

Verbrennungen

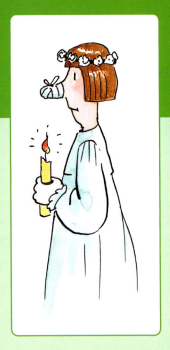

werden je nach Tiefe der Gewebeverletzung in drei unterschiedliche Grade eingeteilt. Während beim ersten Grad nur die Hautoberfläche rot wird und leicht anschwillt, kommt es ab dem zweiten Grad zur Blasenbildung. Ab dem dritten Grad sind Haut und oft auch darunter liegendes Gewebe stark zerstört. Abgesehen von den extrem starken Schmerzen verursacht hier vor allem der Flüssigkeitsverlust Komplikationen, denn durch die Einlagerungen der Flüssigkeit in das Zwischenzellgewebe entsteht ein Volumenmangel, der je nach Ausmaß der Verbrennung z. B. zu Schocksymptomen oder Nierenversagen führen kann.

Wichtige Arzneimittel für Patienten mit Verbrennungen:

Arsenicum album, Cantharis, Causticum, Hamamelis virginiana, Urtica urens

Weitere mögliche Arzneimittel:

Aconitum napellus (Sturmhut)

- Erstbehandlung bei Patienten, die unter Schock stehen
- Patient ist noch voller Entsetzen, er ist sehr unruhig und zittert

Apis mellifica (Honigbiene)

- oft für leichte Verbrennungen oder Verbrühungen
- die betroffene Stelle schmerzt stechend oder brennend, wird rot und schwillt deutlich an
- klare Besserung der Schmerzen durch kalte Anwendungen

Calendula officinalis (Gartenringelblume)

- Anwendung als Tinktur für die äußerliche Erstbehandlung von Verbrennungen oder Verbrühungen, zur Verhütung einer Infektion, Verbesserung der Wundheilung und Vermeidung von Narbenwucherungen
- Erstbehandlung, aber auch als orales Arzneimittel mit denselben Indikationen

Carbolicum acidum (Karbolsäure)

- Verbrühungen oder Verbrennungen, die zu Geschwürbildung und übel riechenden Absonderungen neigen

Radium bromatum (Radiumbromid)

- Hautirritationen oder Verbrennungen durch Röntgenstrahlen („Strahlenkater")
- besser durch anhaltende Bewegungen und meistens auch durch Wärme
- Verlangen nach Gesellschaft, Angst beim Alleinsein

X-Ray (Röntgenstrahlen)

- Hautirritationen oder Verbrennungen durch Röntgenstrahlen
- Bewegung verschlimmert
- Abneigung gegen Gesellschaft, verlangt, allein zu sein

Verbrennungen

Arsenicum album (Weißes Arsenik)

Arsenicum album ist hilfreich bei schweren Verbrennungen 3. Grades. Die Wunden schmerzen brennend, verfärben sich schwarz und bilden Geschwüre. Großflächige Verbrennungen führen oft zu Unterkühlung und Schock. Die Patienten entwickeln damit oft auch die für Arsen typischen Schwächezustände, die von Frieren, Unruhe und Angstzuständen begleitet werden. Trotz der Verbrennungen und brennenden Schmerzen lehnen die Patienten kalte Anwendungen ab und verlangen unerwartet nach Wärme.

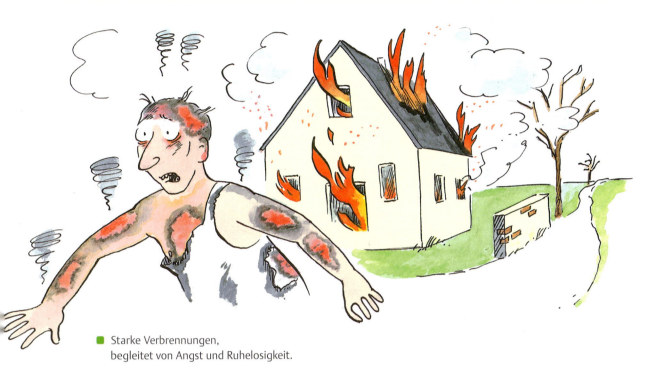

- Starke Verbrennungen, begleitet von Angst und Ruhelosigkeit.

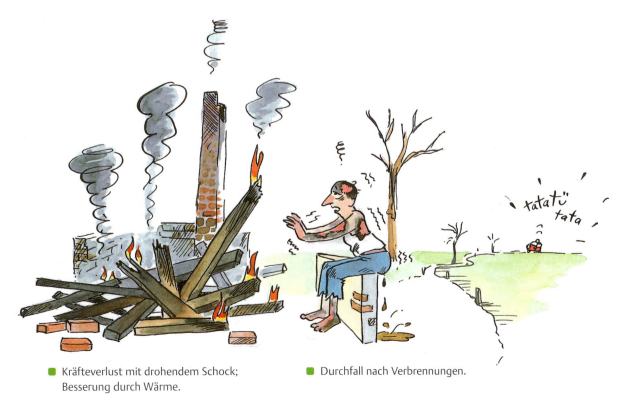

- Kräfteverlust mit drohendem Schock; Besserung durch Wärme.
- Durchfall nach Verbrennungen.

Verbrennungen

Cantharis (Spanische Fliege)

Der sich nach einer stärkeren Verbrennung entwickelnde Flüssigkeitsaustritt in das Zwischenzellgewebe erscheint bei Cantharis oft in Form großer und heller Blasen.
Durch den Volumenmangel kann es zu Schocksymptomen und akutem Nierenversagen kommen, wodurch sich die bekannte Nähe dieses Arzneimittels zum Harntrakt zeigt.
Die auftretenden Wundschmerzen sind brennend und so heftig, dass die Patienten häufig laut schreien müssen. Kalte Anwendungen helfen, die Beschwerden zu lindern.

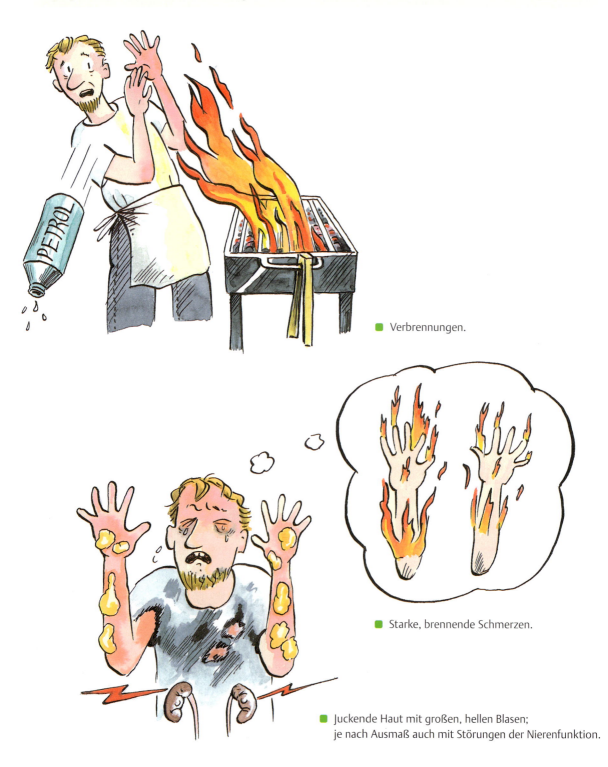

- Verbrennungen.

- Starke, brennende Schmerzen.

- Juckende Haut mit großen, hellen Blasen; je nach Ausmaß auch mit Störungen der Nierenfunktion.

Causticum („Hahnemanns Ätzstoff")

Neben *Arsenicum album* ist Causticum eines der wichtigsten Mittel für Verbrennungen 3. Grades. Die Wunden schmerzen heftig und verhärten an den Rändern. Geschwüre können entstehen und die Heilung schreitet insgesamt nur sehr langsam voran. Später bilden sich starke Narben, die häufig auch wieder aufreißen. Das traumatische Ereignis löst nicht nur lokale Beschwerden aus, sondern verstört den gesamten Organismus, so dass die Patienten auch noch lange Zeit später unter den Folgen der Verbrennungen zu leiden haben.

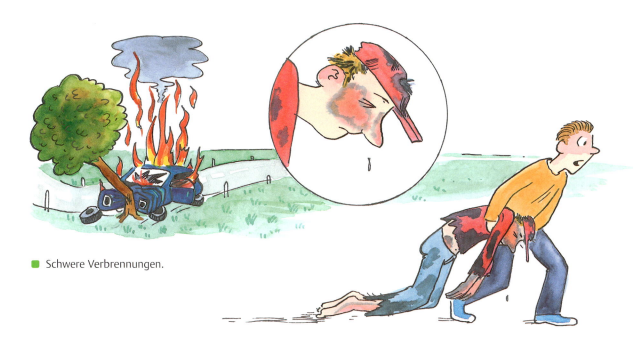

- Schwere Verbrennungen.

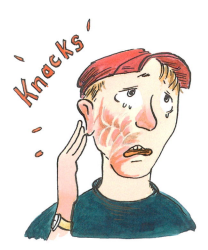

- Nur langsame Heilung der Brandwunden; Narben reißen oft wieder auf.

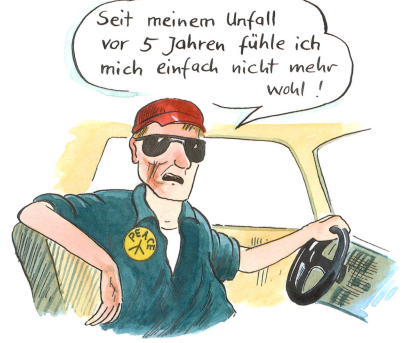

- „Krank seit der Verbrennung."

Verbrennungen

Hamamelis virginiana (Virginische Zaubernuss)

Eine Verbrennung mag auf den ersten Blick wie jede andere aussehen, bei genauer Beobachtung zeigen sich jedoch stets Unterschiede, die dem Behandler einen Hinweis auf ein nötiges Arzneimittel geben können. Zeigen sich an der Verbrennungswunde und in deren Nähe deutlich bläuliche Verfärbungen angestauter Venen, so ist dies ein starker Hinweis für Hamamelis. Es ist für jede Körperregion, die die beschriebenen Merkmale aufweist, geeignet, hat sich jedoch vor allem für Verbrennungen von Mund und Zunge bewährt.

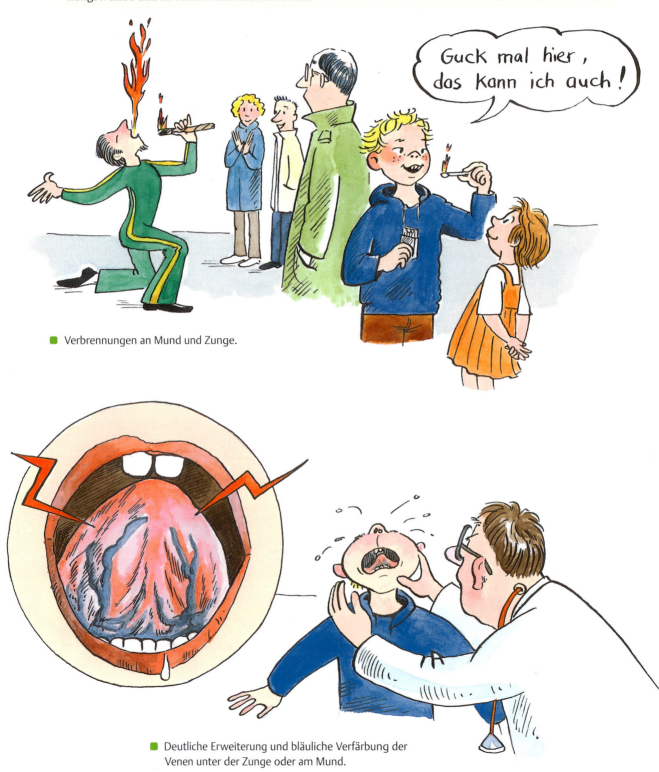

● Verbrennungen an Mund und Zunge.

● Deutliche Erweiterung und bläuliche Verfärbung der Venen unter der Zunge oder am Mund.

Verbrennungen

Urtica urens (Kleine Brennnessel)

Die Berührung einer Brennnessel ruft auf der Haut kleine Bläschen hervor und führt zu einem unangenehmen Brennen mit Juckreiz. Passend dazu eignet sich das homöopathische Medikament dieser Pflanze hervorragend für die Behandlung von leichteren Verbrennungen oder Verbrühungen, die einen brennenden Schmerz und vor allem aber jenen typischen und eigentlich ungewöhnlichen Juckreiz auf der Haut auslösen. Je nach Intensität der Hitzeeinwirkung kann die Hautverletzung mit oder ohne Bläschenbildung einhergehen.

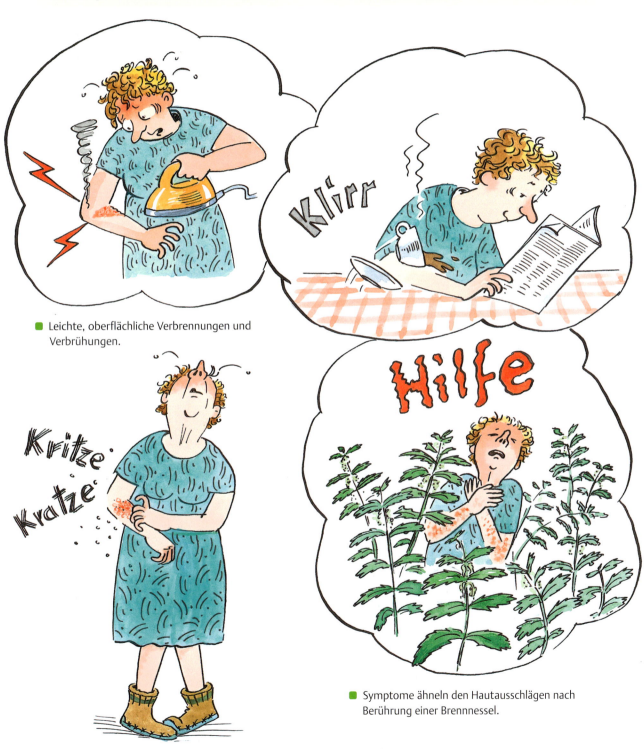

- Leichte, oberflächliche Verbrennungen und Verbrühungen.

- Symptome ähneln den Hautausschlägen nach Berührung einer Brennnessel.

- Brennende Schmerzen, Bläschenbildung und Juckreiz.

Sonnenstich und Hitzschlag

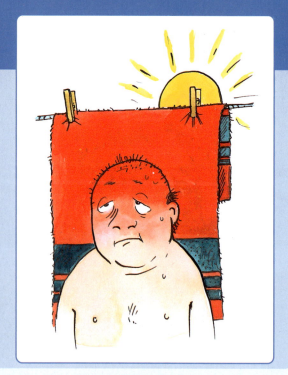

sind Bezeichnungen für die Folgen massiver Hitzeeinwirkungen auf den Kopf oder den gesamten Körper. Der Sonnenstich entsteht durch die intensive Sonnenbestrahlung des Kopfs, die dort einen Wärmestau verursacht und ein Hirnödem nach sich ziehen kann. Ein Hitzschlag entsteht hingegen durch einen Wärmestau im gesamten Körper. Durch den zunehmenden Verlust der Wärmeregulationsmöglichkeiten entwickeln sich anfänglich leichte Kreislaufstörungen, die aber später, bei weiterer Dekompensation, durchaus in schwere Schockzustände münden können. Ein Sonnenstich und auch ein Hitzschlag sind ernst zu nehmende Situationen, die lebensbedrohlich werden können!

Wichtige Arzneimittel für Patienten mit Sonnenstich oder Hitzschlag:

Aconitum napellus, Belladonna, Carbo vegetabilis, Gelsemium, Glonoinum

Weitere mögliche Arzneimittel:

Agaricus muscarius (Fliegenpilz)

- Schwindel, Sehstörungen und Kopfschmerzen
- Durchfall
- Muskelzuckungen
- ängstliche und ruhelose Patienten

Amylenum nitrosum (Amylnitrit)

- Pulsieren und starker Blutandrang im Kopf
- berstende Kopfschmerzen
- Schmerzen im Auge und Tränenfluss durch das Sonnenlicht

Antimonium crudum (Schwarzer Spießglanz)

- Kopfschmerzen
- Hustenreiz durch die Sonneneinwirkung
- Zunge ist von einem dicken, weißen Belag überzogen

Cuprum metallicum (Kupfer)

- Krämpfe durch die Überhitzung

Natrium carbonicum (Natriumcarbonat)

- Kopfschmerzen oder Schweregefühl des Kopfs
- Schwindel, Verwirrung oder sogar Bewusstlosigkeit
- chronische Beschwerden, die nach einem früheren Sonnenstich begannen

Theridion curassavicum (Westindische Feuerspinne)

- Kopfschmerzen
- extreme Geräuschempfindlichkeit
- schwache, ängstliche oder auch hysterische Patienten

Aconitum napellus (Sturmhut)

Die für Aconitum typischen Symptome erscheinen überaus plötzlich und entwickeln sich häufig nach einem Schlaf in der prallen Sonne. Die Patienten erwachen unerwartet ängstlich, sind sehr unruhig und zeigen alle Zeichen einer massiven Überhitzung: Ihr Gesicht schwillt an und wird sehr rot (oder zeigt eine rote und eine blasse Wange), der Kopf schmerzt, die Augen sind äußerst lichtempfindlich und auf der Haut entstehen Taubheitsempfindungen oder das Gefühl von Ameisenlaufen.

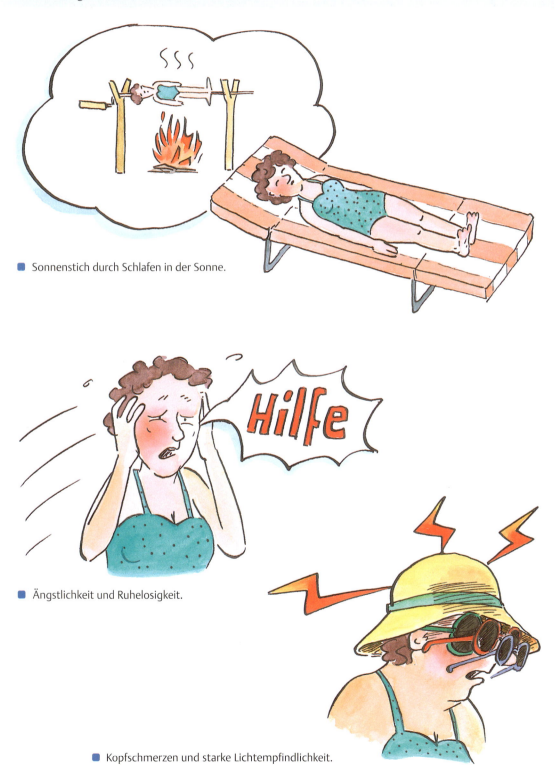

- Sonnenstich durch Schlafen in der Sonne.

- Ängstlichkeit und Ruhelosigkeit.

- Kopfschmerzen und starke Lichtempfindlichkeit.

Sonnenstich und Hitzschlag

Belladonna (Tollkirsche)

Die schon beschriebenen Leitsymptome von Belladonna, wie das rote Gesicht, die stark pulsierenden Halsschlagadern, die klopfenden Kopfschmerzen und die weiten Pupillen können sich auch durch die Überhitzung von außen entwickeln. Im Vergleich zu dem sehr ähnlichen *Glonoinum* haben die Belladonna-Patienten trotz der Hitze am Kopf aber deutlich kalte Hände und Füße. Sie zeigen eher einen wilden Zustand mit Halluzinationen anstatt der für *Glonoinum* typischen Verwirrung über die plötzlich unbekannte Umgebung.

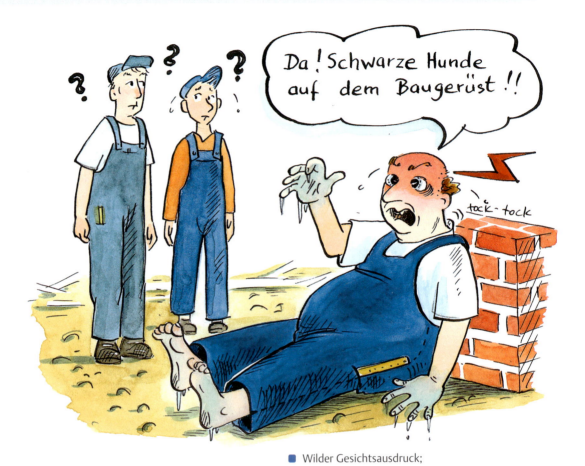

- Wilder Gesichtsausdruck; Patient halluziniert und sieht Wahnbilder; heißer Kopf, in Verbindung mit kalten Händen und Füßen.

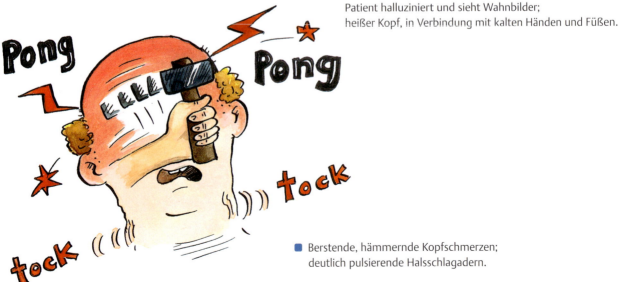

- Berstende, hämmernde Kopfschmerzen; deutlich pulsierende Halsschlagadern.

Carbo vegetabilis (Holzkohle)

Durch starke Überhitzung kann sich ein Carbo-vegetabilis-Zustand entwickeln, der mit massiver Schwäche und Verdauungsstörungen einhergeht. Der Zusammenbruch der Wärmeregulation führt zu bläulich-marmorierten Hautverfärbungen und einem ungewöhnlichen Frösteln. Durch den hinzukommenden Flüssigkeitsverlust entsteht eine gefährliche Situation, bei der die Patienten immer weiter kollabieren und schließlich bewusstlos werden.

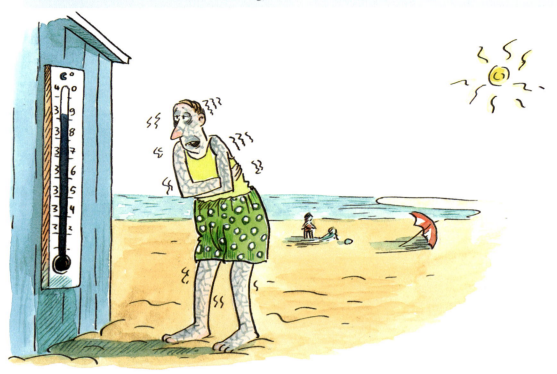

■ Auffallende Frösteligkeit nach einer Überhitzung.

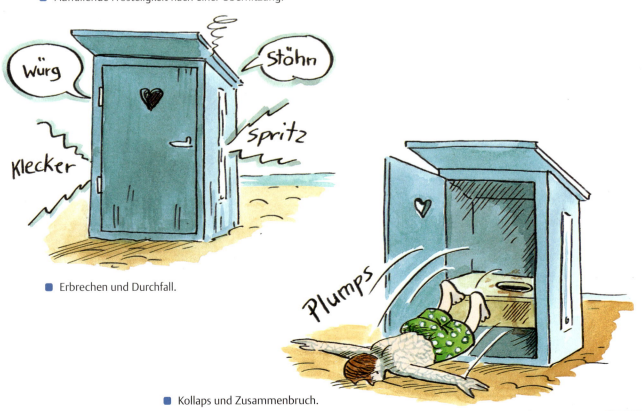

■ Erbrechen und Durchfall.

■ Kollaps und Zusammenbruch.

Sonnenstich und Hitzschlag

Gelsemium (Gelber Jasmin)

Das für Gelsemium typische Bild der zittrigen Schwäche kann auch durch eine zu massive Sonneneinwirkung entstehen. Die Patienten fühlen sich sehr schwach, ihre Augenlider sind schwer und sie sehen vor lauter Schwäche sogar alles doppelt. Ihr Kopf ist rot, gestaut und schmerzt am Hinterkopf. Die Kopfschmerzen nehmen zu, je höher die Sonne am Himmel steht und nehmen wieder ab, wenn die Sonne untergeht.

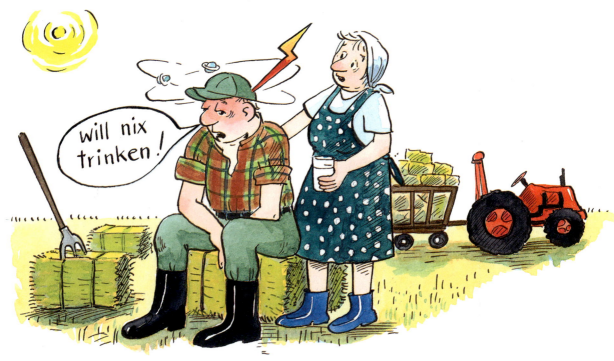

- Schwäche, Schwindel und Benommenheit; Kopfschmerzen und hängende Augenoberlider; auffallende Durstlosigkeit trotz der Hitze.

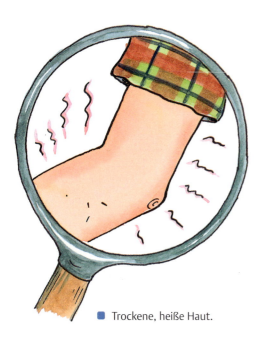

- Trockene, heiße Haut.

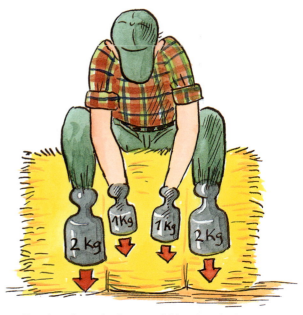

- Schwäche und Schweregefühl in den Gliedern.

Sonnenstich und Hitzschlag

Glonoinum (Nitroglyzerin)

Durch die Überhitzung entwickelt sich hier ein massiver Wärmestau mit pulsierenden Kopfschmerzen und klopfenden Halsschlagadern. Das Gesicht ist meist sehr rot, kann aber auch blass sein. Die Beschwerden ähneln *Belladonna*, sind aber in ihrer Intensität oft noch heftiger und bedrohlicher. Die Patienten werden immer verwirrter, erkennen niemanden mehr und wissen dann häufig auch gar nicht, wo sie sich befinden.

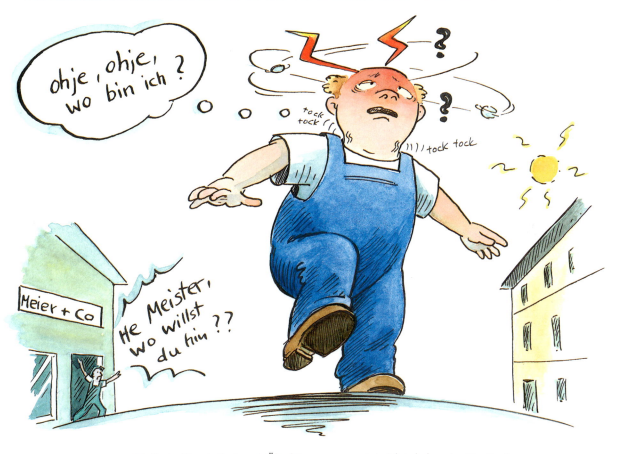

- Starke Verwirrtheit nach Überhitzung: „... verirrt sich in bekannten Straßen".

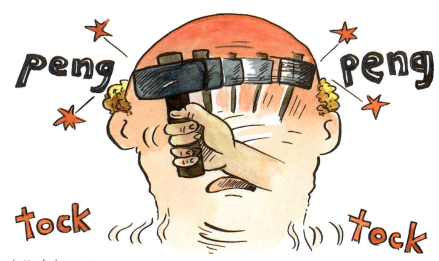

- Berstende, hämmernde Kopfschmerzen; deutlich pulsierende Halsschlagadern.

Wunden

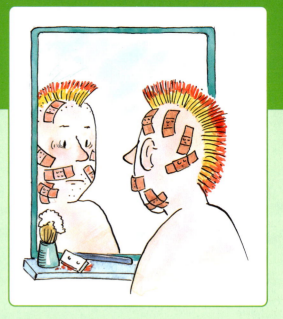

entstehen durch mechanische, thermische, chemische oder radioaktive Einwirkungen auf das Körpergewebe. Die Wundheilung beginnt bereits kurz nach der Verletzung mit der Blutgerinnung und setzt sich in einer nachfolgenden Entzündungsreaktion fort. Dabei reinigt sich die Wunde mit Hilfe des Wundsekrets und verschließt sich später mit neuem Bindegewebe. Im Verlauf der weiteren Regeneration kommt es im Idealfall zur vollständigen Ausheilung, die sich je nach Verletzungsart und Wundgröße mit oder ohne Narbenbildung vollzieht. Homöopathische Arzneimittel können diese Heilungsvorgänge anregen und besonders bei Wundheilungsstörungen eine wichtige Hilfe bieten.

Wichtige Arzneimittel für Patienten mit einer Wunde:

Apis mellifica, Calendula officinalis, Hypericum perforatum, Ledum palustre, Phosphorus

Weitere mögliche Arzneimittel:

Aconitum napellus (Sturmhut)

- Erstbehandlung bei Patienten, die unter Schock stehen
- Patient ist unruhig, zittert, und der Schreck steht ihm noch im Gesicht geschrieben

Arnica montana (Bergwohlverleih)

- Verletzungen, die mit Schwellungen und Blutergüssen einhergehen
- Folgen von Quetschungen, Prellungen, Riss- oder Schusswunden
- Patient fürchtet Berührungen an der Wunde und lehnt eine Untersuchung ab, er behauptet: „es geht mir gut"

Bufo rana (Kröte)

- infizierte Wunde, die eitert
- „Blutvergiftung" mit Schwellung und Entzündung der Lymphgefäße
- aufsteigender roter Streifen entlang der Lymphbahnen in Richtung Rumpf

Carbolicum acidum (Karbolsäure)

- allergische Reaktion und anaphylaktischer Schock nach einem Bienenstich, dem Stich eines anderen Insekts oder einem Schlangenbiss
- juckende oder brennende Blasenausschläge/Nesselsucht am Körper
- Schwellung von Gesicht und Zunge mit Erstickungsgefühl
- Kollaps und Kräfteverfall
- auch bei eiternden Wunden oder Verbrennungen mit Geschwüren und übel riechenden Absonderungen

Staphisagria (Rittersporn)

- besonders für glattrandige Wunden, nach Stich- und Schnittverletzungen, z. B. nach Operationen oder Scheidendammschnitt
- Verletzung der Harnröhre durch Einführung eines Katheters oder Zystoskops

Apis mellifica (Honigbiene)

Apis eignet sich für alle Folgen von Verletzungen, bei denen die Patienten Symptome zeigen, die Ähnlichkeiten mit einem akuten Bienenstich haben. Die Wunde entzündet sich, schwillt stark an, färbt sich rot oder purpurfarben und wird heiß. Sie schmerzt meist stechend oder brennend und reagiert sehr empfindlich auf Berührungen und Wärme. Wegen dieser heftigen Reaktion versuchen die Patienten, die betroffene Region zu schonen, sie abzukühlen und möglichst vor Berührungen zu schützen.

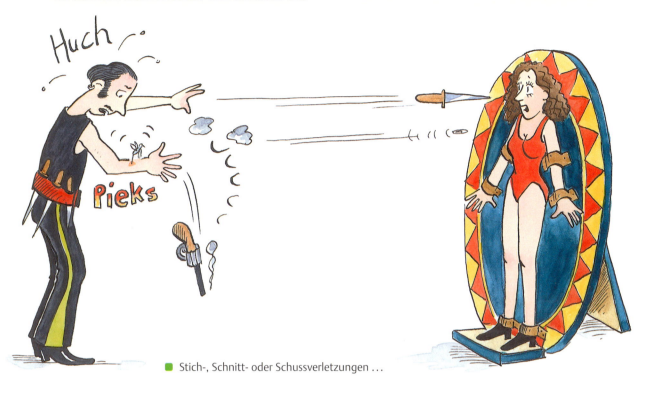

● Stich-, Schnitt- oder Schussverletzungen ...

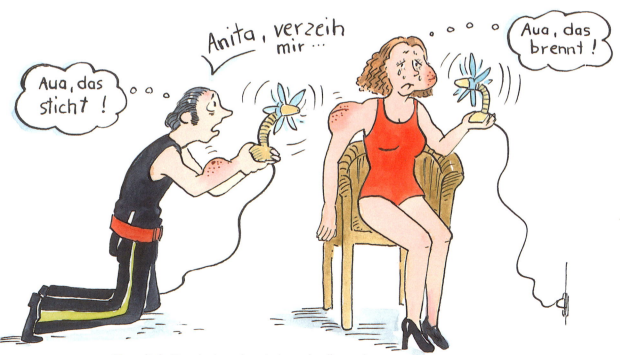

● ... die heiß und rot werden, stark anschwellen und sich durch Berührung und Wärme verschlimmern.

Wunden

Calendula officinalis (Gartenringelblume)

Calendula eignet sich hervorragend für die Behandlung von Verletzungen aller Art. Sie hat sich besonders bei der Therapie von Muskel- und Sehnenrissen bewährt und kann auch gut nach Quetschungen, Verbrennungen oder Frakturen eingesetzt werden.

Calendula verhindert die Infektion der Wunde, fördert den Wundverschluss und reguliert die Narbenbildung.

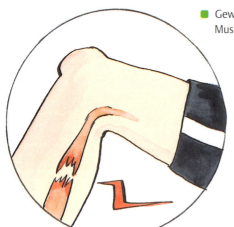

■ Gewebezerreißungen; Muskel- oder Sehnenrisse.

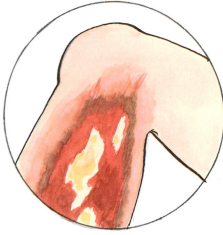

■ Wunden mit unregelmäßigen, zerfetzten Wundrändern; Eiterbildung.

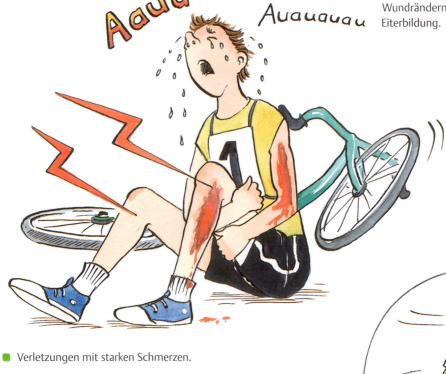

■ Verletzungen mit starken Schmerzen.

■ Kalte Luft oder regnerisches Wetter verschlimmern die Schmerzen.

Hypericum perforatum (Johanniskraut)

Hypericum ist das wichtigste Arzneimittel für verletzte Nerven! Als Symptome zeigen sich im Akutfall meist reißende oder stechende Schmerzen, die von der Verletzung aus im Nervenverlauf nach oben oder unten ausstrahlen. Sie werden durch Berührungen oder Erschütterungen verschlimmert und reagieren in chronisch verlaufenden Fällen deutlich auf nebliges oder regnerisches Wetter. Neben den Schmerzen können sich aber auch, je nach Schweregrad der Nervenverletzung, Sensibilitätsstörungen, Ameisenlaufen oder sogar Lähmungen entwickeln.

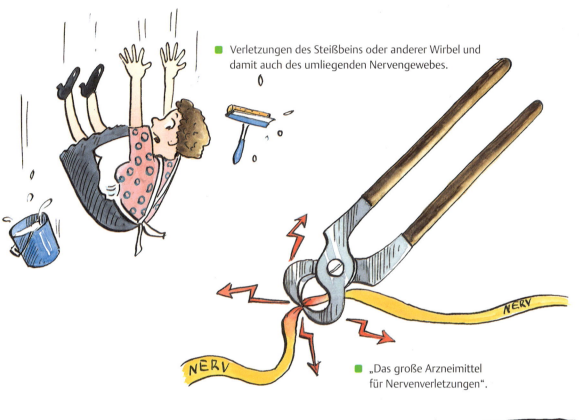

- Verletzungen des Steißbeins oder anderer Wirbel und damit auch des umliegenden Nervengewebes.

- „Das große Arzneimittel für Nervenverletzungen".

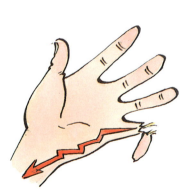

- Ausstrahlende Schmerzen, meist im Nervenverlauf.

- Verletzungen des Nervengewebes durch Stichverletzungen oder durch operative Eingriffe.

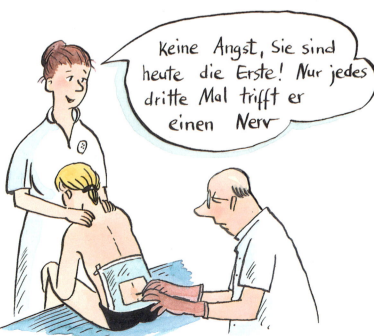

Wunden

Ledum palustre (Sumpfporst)

Ledum hat sich in der Wundbehandlung sehr bewährt und wird hier vor allem bei Stich-, Schnitt- und auch Bisswunden eingesetzt. Das hier besondere und auf Ledum hinweisende Merkmal ergibt sich aus der Temperatur der verletzten Region. Für den Untersuchenden fühlt sich die Wunde ungewöhnlich kühl an, während der Patient jedoch selbst die Verletzung meist gar nicht als kalt empfindet. Er möchte sie sogar noch abkühlen und lindert dadurch auch seine Schmerzen, während warme Anwendungen die Beschwerden nur verschlimmern.

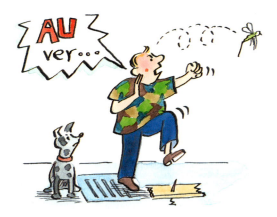

● Beschwerden durch einen Insektenstich.

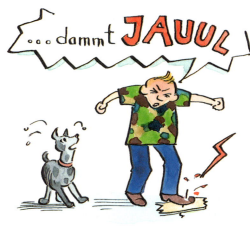

● Beschwerden durch eine Nagelverletzung.

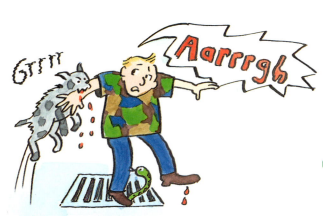

● Beschwerden durch einen Hundebiss.

● Die verletzte Partie fühlt sich kalt an und ist oft bläulich verfärbt; Besserung der Schmerzen durch kalte Anwendungen.

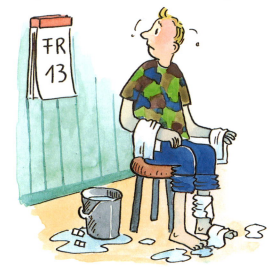

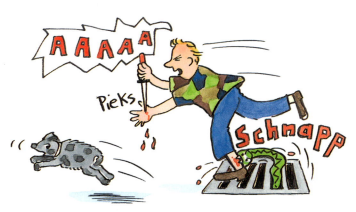

● Beschwerden durch einen Schlangenbiss oder eine Schnittverletzung.

Wunden

Phosphorus (Gelber Phosphor)

Phosphor ist eines der wichtigsten Arzneimittel für die Akutbehandlung blutender Wunden. Das Blut ist sehr flüssig und gerinnt nur sehr langsam, so dass es zu größeren Blutverlusten kommen kann. Diese für Phosphor typischen Blutungen können akut nach einer Verletzung von außen auftreten, aber sich auch im Rahmen chronischer Erkrankungen zeigen, die mit einer Neigung zu schnellen Blutergüssen oder anderen inneren Blutungen einhergehen (z. B. Hämophilie).

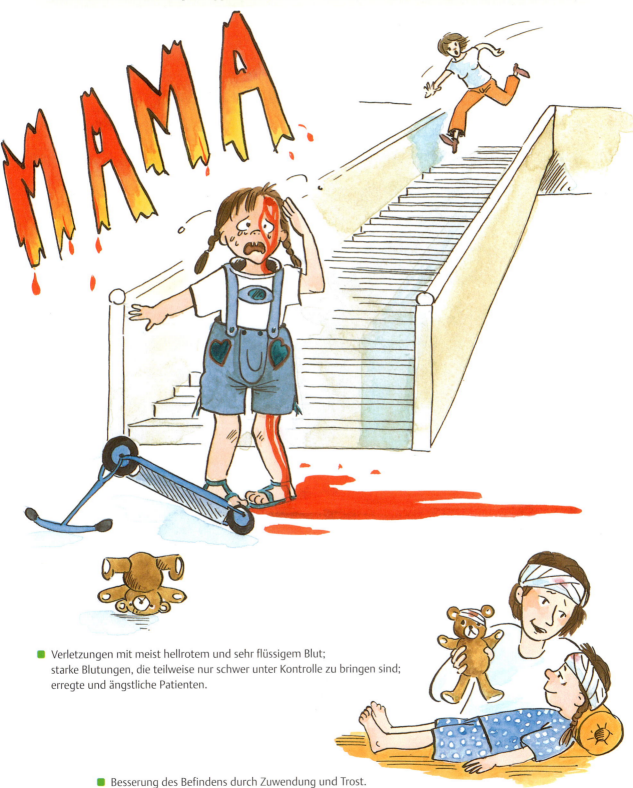

- Verletzungen mit meist hellrotem und sehr flüssigem Blut; starke Blutungen, die teilweise nur schwer unter Kontrolle zu bringen sind; erregte und ängstliche Patienten.

- Besserung des Befindens durch Zuwendung und Trost.

Reisekrankheit

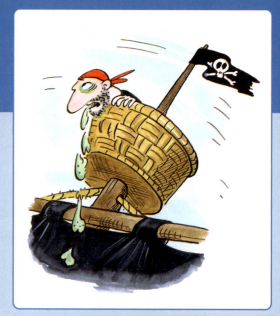

auch „Bewegungskrankheit" genannt, entsteht durch eine Überreizung des Körpers mit „andersartigen" Bewegungen und einer damit verbundenen widersprüchlichen Informationsflut für das Gehirn. Die verschiedenen Sinneszellen in Augen, Haut, Muskulatur und dem Gleichgewichtsorgan des Innenohrs senden normalerweise einen abgestimmten „Lagebericht" über die Stellung des Körpers im Raum zum Gehirn. Durch die ungewohnten und teilweise widersprüchlichen Bewegungsmeldungen, die nun während einer Reise von den Sinneszellen übermittelt werden, entsteht im Gehirn massiver Stress. Der Körper reagiert mit heftigen Symptomen, die sich bei genauerer Betrachtung als homöopathische Arzneimittelbilder äußern und mit entsprechenden Medikamenten behandelt werden können.

Wichtige Arzneimittel für Patienten, die unter Beschwerden während einer Reise leiden:

Borax veneta, Cocculus indicus, Colchicum autumnale, Nux moschata, Petroleum

Weitere mögliche Arzneimittel:

Argentum nitricum (Silbernitrat)

- Furcht vor einer Fahrt aufgrund übersteigerter Fantasien oder fixer Gedanken an einen möglichen Unfall
- beim Fahren dann sehr ängstliches Verhalten mit Herzklopfen und Zittern

Ipecacuanha (Brechwurzel)

- extreme Übelkeit und Erbrechen beim Fahren
- Erbrechen lindert die Übelkeit nicht
- bemerkenswert saubere Zunge

Sepia (Tintenfisch)

- Bauchschmerzen, Leberschmerzen, Blähungen und Übelkeit beim Fahren
- begleitet von allgemeiner Schwäche, die sich bis zur Ohnmacht steigern kann

Tabacum (Tabak)

- Übelkeit und Erbrechen beim Fahren
- schlimmer durch Bewegungen und beim Offenlassen der Augen
- besser durch Bloßlegen des Bauchs, kühle Luft und Schließen der Augen

Theridion curassavicum (Westindische Feuerspinne)

- Übelkeit und Schwindel beim Fahren, bei extrem geräuschempfindlichen Patienten
- Schließen der Augen verschlimmert die Beschwerden
- Patient glaubt selbst nach dem Stehen des Autos noch, dass es weiter fährt

Reisekrankheit

Borax veneta (Natrium boraticum)

Die für Borax typische Verschlimmerung durch Höhenveränderungen und vor allem Abwärtsbewegungen zeigt sich natürlich besonders während einer Reise. Ob bei Autofahrten ins Tal hinunter, Schiffsreisen mit starkem Wellengang, beim Fliegen durch Luftlöcher und besonders beim Landeanflug: den Patienten ist übel, sie sind angespannt und reagieren sehr empfindlich auf Geräusche. Sie erschrecken sich bei jeder erneuten Höhenveränderung und geraten dann manchmal sogar in Panik.

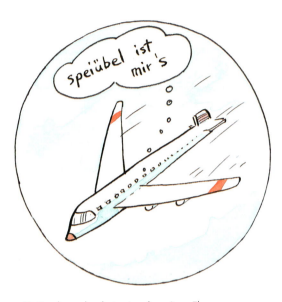
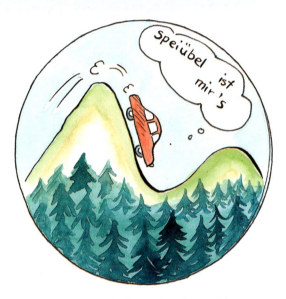

■ Beschwerden bei steilen Abwärtsfahrten.

■ Beschwerden beim Landen eines Flugzeugs.

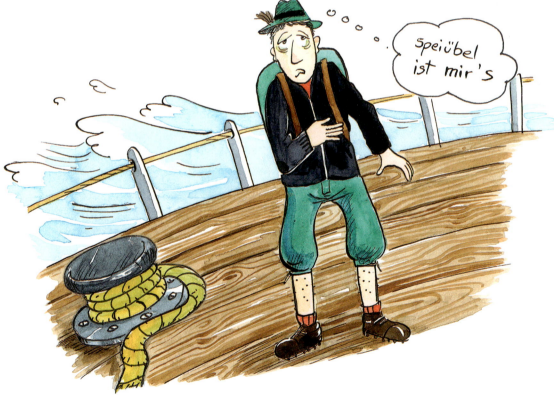

■ Beschwerden durch die Wellenbewegungen bei einer Schiffsreise.

Reisekrankheit

Cocculus indicus (Kockelsamen)

Die Belastungen einer Reise können zu einem akuten Cocculus-Bild führen, das mit heftigen Schwindelanfällen, Übelkeit und Erbrechen einhergeht. Um den Anfällen zu entgehen, sind die Patienten gezwungen sich hinzulegen. Sie schließen ihre Augen und versuchen sich möglichst nicht zu bewegen. Beim Versuch wieder aufzustehen oder auch schon beim Anheben des Kopfes verschlimmern sich jedoch die Beschwerden erneut.

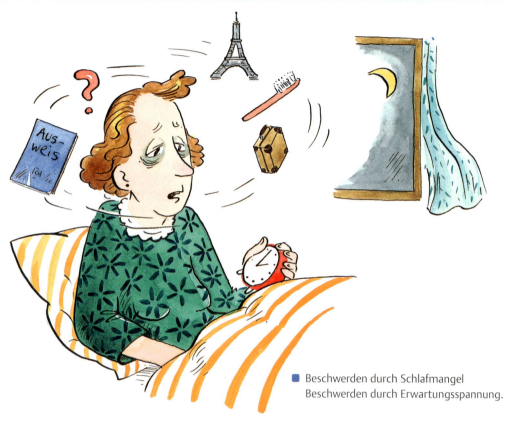

- Beschwerden durch Schlafmangel
  Beschwerden durch Erwartungsspannung.

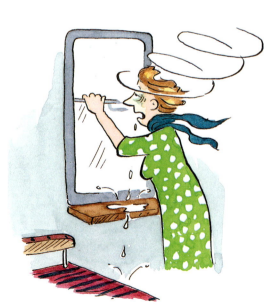

- Schwindel, Übelkeit und Erbrechen; Schwindel beim Fahren durch das Betrachten der Umgebung; starke Erschöpfung.

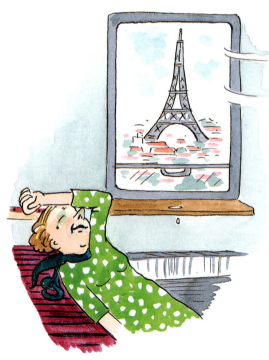

- Besserung beim ruhigen Liegen.

Colchicum autumnale (Herbstzeitlose)

Fehlender Schlaf verursacht – ähnlich wie bei *Cocculus* – eine Schwächung des Organismus, die sich zusammen mit den Belastungen einer Reise auch zu einer für Colchicum typischen Erkrankung entwickeln kann. Die Patienten sind hierbei erschöpft, frieren und leiden unter starker Übelkeit. Der deutlichste Hinweis für dieses Arzneimittel zeigt sich jedoch durch eine extreme Geruchsempfindlichkeit und die auffallende Verschlechterung der Beschwerden durch den Geruch, den Anblick oder selbst schon den bloßen Gedanken an Nahrungsmittel.

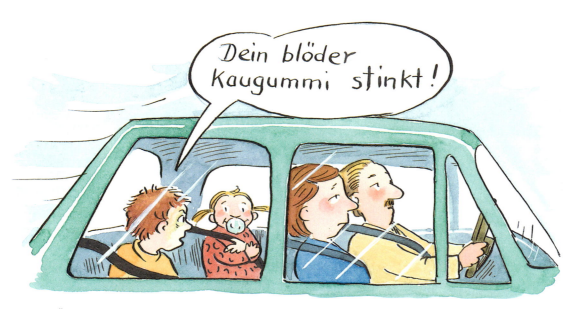

- Starke Übelkeit durch schon geringste Gerüche.

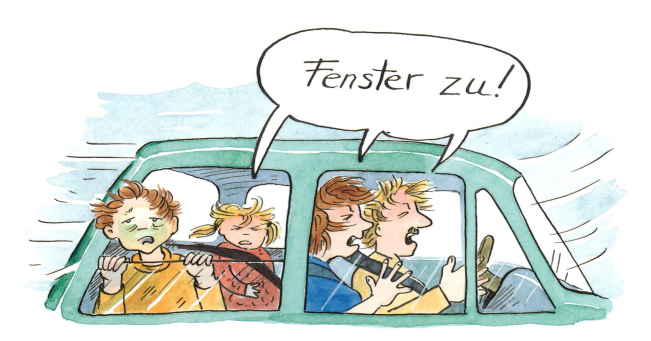

- Besserung an der frischen Luft.

Reisekrankheit

Nux moschata (Muskatnuss)

Die Belastungen einer Fahrt können auch zu einem Nux-moschata-Zustand führen, der sich in einer Kombination aus Verdauungsbeschwerden, Rückenschmerzen, einem trockenem Mund und einer starken Benommenheit der Patienten zeigt.

Ein besonders wichtiges Merkmal dieses Arzneimittels ist hierbei der extrem trockene Mund (bei dem die Zunge sogar manchmal am Gaumendach festklebt), der selbst nach Befeuchten oder Trinken auffallend schnell wieder austrocknet.

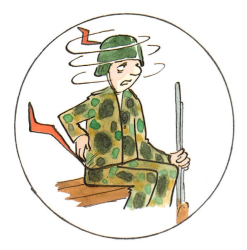

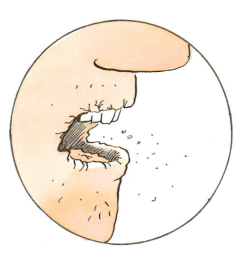

- Kopf- oder Kreuzbeinschmerzen während einer Fahrt.
- Extrem trockener Mund und trockene Zunge.

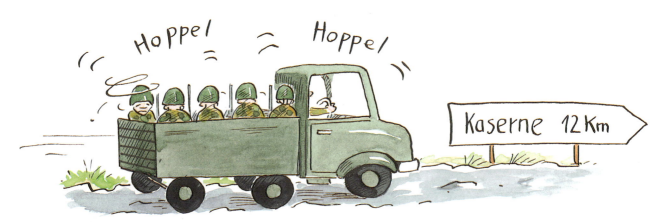

- Schwindel, Schläfrigkeit, Benommenheit.

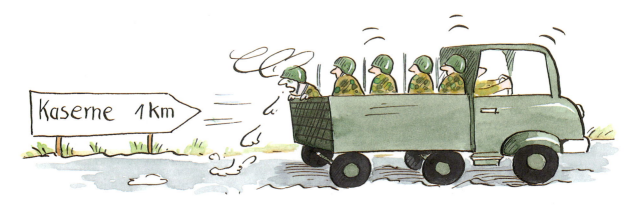

- Übelkeit und Erbrechen.

Reisekrankheit

Petroleum (Steinöl)

Die Reisebeschwerden von Petroleum gehen im Gegensatz zu denen von *Cocculus* und *Tabacum* meist ohne stärkere Kreislaufbeschwerden einher und verlaufen daher etwas milder. Die Patienten können ebenfalls unter Schwindel, Übelkeit und Magenbeschwerden leiden, fühlen sich aber nach dem Essen – im Vergleich zu anderen Arzneimitteln – wieder besser. Das Einatmen von Öl- oder Benzingerüchen verschlimmert die Beschwerden.

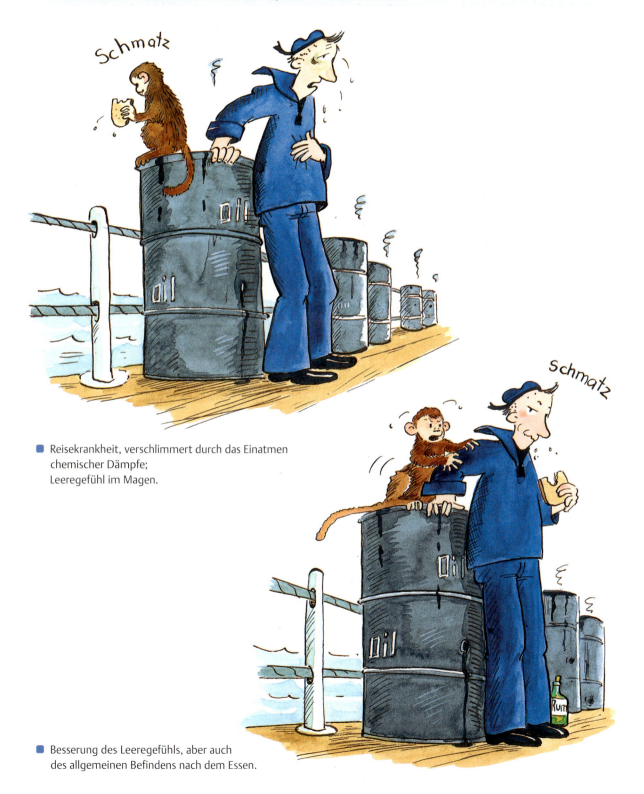

- Reisekrankheit, verschlimmert durch das Einatmen chemischer Dämpfe; Leeregefühl im Magen.

- Besserung des Leeregefühls, aber auch des allgemeinen Befindens nach dem Essen.

Schwindel

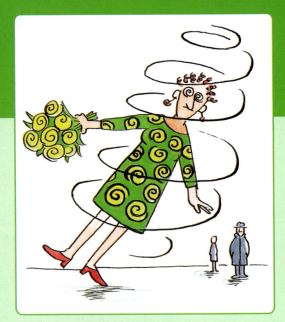

ist eine Orientierungsstörung, die durch widersprüchliche Informationen über die Stellung des Körpers im Raum entsteht. Die Sinneszellen in Augen, Haut, Muskulatur und dem Gleichgewichtsorgan des Innenohrs führen normalerweise einen abgestimmten „Lagebericht" über die Körperstellung zum Gehirn. Durch verschiedene Erkrankungen, Bewegungs- und Funktionsstörungen werden diese Stellungsinformationen nun fehlerhaft übermittelt oder auch verarbeitet und lassen im Gehirn ein verzerrtes und unlogisches Gesamtbild entstehen. Die Folge ist eine heftige Stressreaktion, die sich in Form von Schwindelattacken und deren Begleitsymptomen äußert.

Wichtige Arzneimittel für Patienten, die unter Schwindel leiden:

Borax veneta, Conium maculatum, Natrium muriaticum, Natrium sulfuricum, Theridion curassavicum

Weitere mögliche Arzneimittel:

Bryonia alba (Weiße Zaunrübe)

- Schwindel schlimmer durch geringste Bewegungen: Patient muss völlig still liegen
- Schwindel in Kombination mit anderen Beschwerden wie Fieber, Verstopfung oder Lebererkrankungen
- Patient ist reizbar und will in Ruhe gelassen werden

Chininum sulfuricum (neutrales Chininsulfat)

- Morbus Menière: Schwindel, Ohrgeräusche, Schwerhörigkeit, Übelkeit und Erbrechen
- alles dreht sich im Kreis, Patient hat eine Fallneigung nach hinten
- Schwindel durch Bewegung der Augenlider

Nux vomica (Brechnuss)

- Schwindel durch Alkohol, Kaffee, Zigarettenrauch oder andere Stimulanzien
- schlimmer nachts im Bett, Patient wacht durch den Schwindel auf
- Schwindel in Verbindung mit neurologischen Erkrankungen oder Verdauungsstörungen
- oft bei überarbeiteten und reizbaren Patienten

Phosphorus (Gelber Phosphor)

- Morbus Menière: Schwindel, Ohrgeräusche, Schwerhörigkeit, Übelkeit und Erbrechen
- Schwindel beim Drehen im Bett, morgens beim Aufsetzen im Bett, beim Aufstehen, bei Anstrengungen der Augen oder beim Aufwärtssehen
- besser nach dem Schlaf
- oft sensible und ängstliche Patienten

Sepia (Tintenfisch)

- Schwindel im Zusammenhang mit hormonellen Veränderungen oder Geschlechtsverkehr (Menses, Abort, nach Koitus, nach Samenabgang)
- Schwindel während des Kniens (oft in der Kirche)
- besser durch Ablenkung und Denken an etwas anderes

Schwindel

Borax veneta (Natrium boraticum)

Der Borax-Schwindel ist sehr charakteristisch. Er entsteht bei allen Höhenveränderungen, vor allem aber bei Bewegungen nach unten, egal ob im Fahrstuhl, auf der Rolltreppe oder beim Gehen auf einer normalen Treppe. Neben diesen Höhenveränderungen kann der Schwindel aber auch durch geistige Anstrengungen oder lebhafte Gespräche verursacht werden, vielleicht durch die plötzlichen Ab- oder Aufwärtsbewegungen der Stimmung. Der Schwindel kommt anfallsweise, den Patienten wird übel und sie fallen dann häufig zur linken Seite.

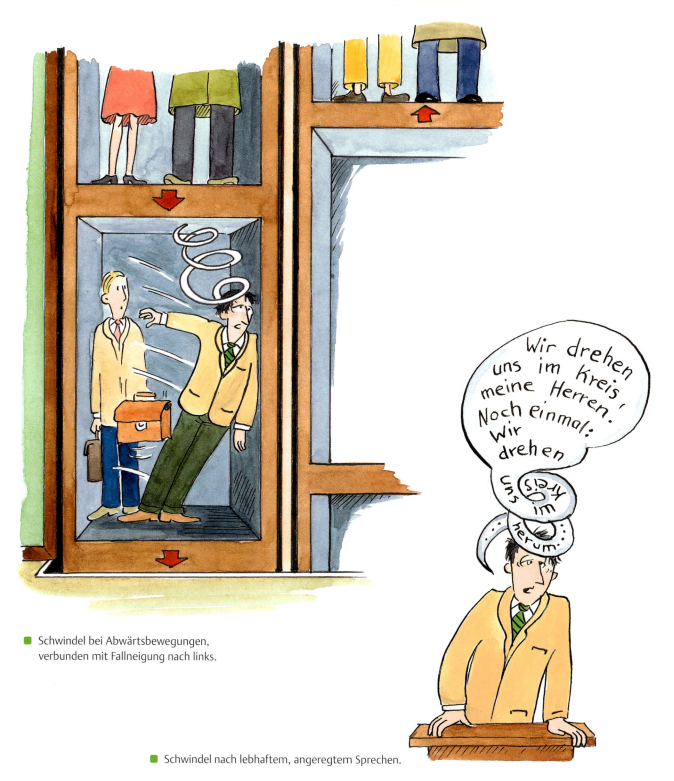

● Schwindel bei Abwärtsbewegungen, verbunden mit Fallneigung nach links.

● Schwindel nach lebhaftem, angeregtem Sprechen.

Schwindel

Conium maculatum (Gefleckter Schierling)

Viele für Conium typische Beschwerden stehen in Bezug zu den Geschlechtsorganen und entwickeln sich durch hormonelle Schwankungen während der Menstruation, in den Wechseljahren oder auch durch Unterdrückung des sexuellen Verlangens. Die sich dadurch entwickelnden Schwindelsymptome können sehr heftig sein und treten oft im Liegen, beim Umdrehen im Bett oder beim Drehen des Kopfs auf. Durch Ruhe und beim Schließen der Augen bessern sich die Beschwerden.

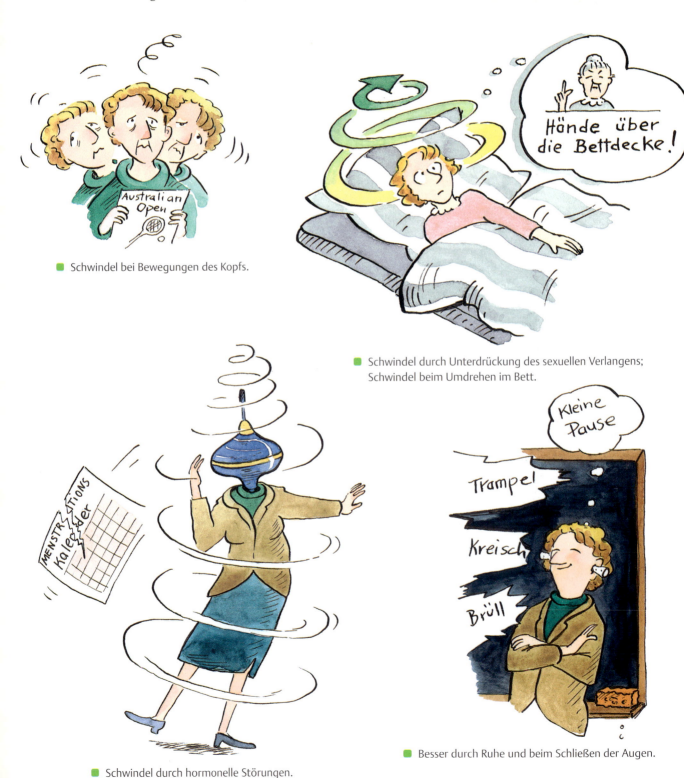

● Schwindel bei Bewegungen des Kopfs.

● Schwindel durch Unterdrückung des sexuellen Verlangens; Schwindel beim Umdrehen im Bett.

● Schwindel durch hormonelle Störungen.

● Besser durch Ruhe und beim Schließen der Augen.

Natrium muriaticum (Kochsalz)

Die Ursache des Schwindels von Natrium-muriaticum-Patienten liegt oft in einem zurückliegenden Kummerereignis. Der Schwindel wird häufig durch Überanstrengungen der Augen, Trinken von Tee, Kaffee oder Alkohol oder auch während einer Schwangerschaft ausgelöst. Er tritt oft anfallartig auf: die Patienten bekommen auf einmal Sehstörungen, und alle Gegenstände um sie herum scheinen sich „wie im Kreis" zu drehen.

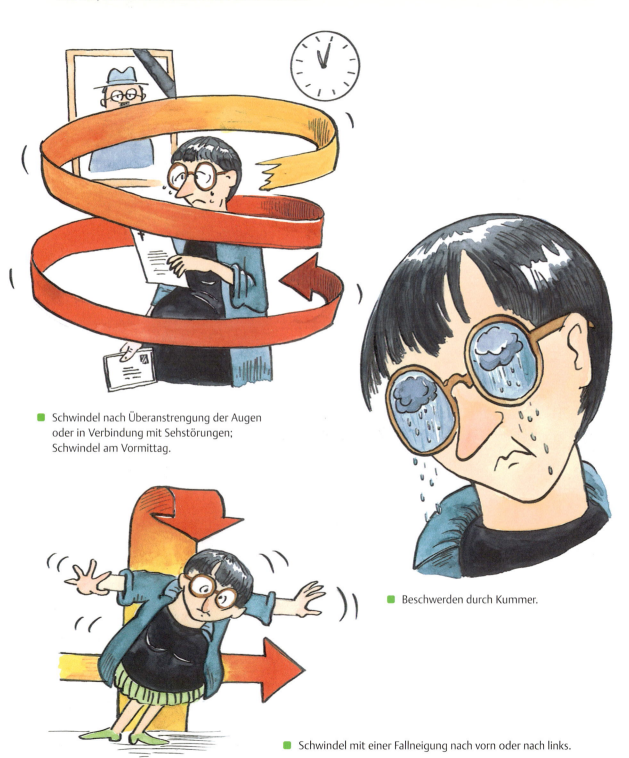

🟢 Schwindel nach Überanstrengung der Augen oder in Verbindung mit Sehstörungen; Schwindel am Vormittag.

🟢 Beschwerden durch Kummer.

🟢 Schwindel mit einer Fallneigung nach vorn oder nach links.

Schwindel

Natrium sulfuricum (Glaubersalz)

Natrium sulfuricum ist eines der wichtigsten homöopathischen Arzneimittel für alle chronischen Beschwerden, die nach einer Kopfverletzung entstehen. Infolge des heftigen Traumas kann sich auch eine anhaltende Schwindelsymptomatik entwickeln, bei der die Patienten häufig glauben, dass sich alle Gegenstände im Kreis drehen oder sich nach rechts bewegen. Der Schwindel ist oft mit Ohrgeräuschen verbunden und kann mit einer heftigen Übelkeit einhergehen, die die Patienten zum Erbrechen zwingt.

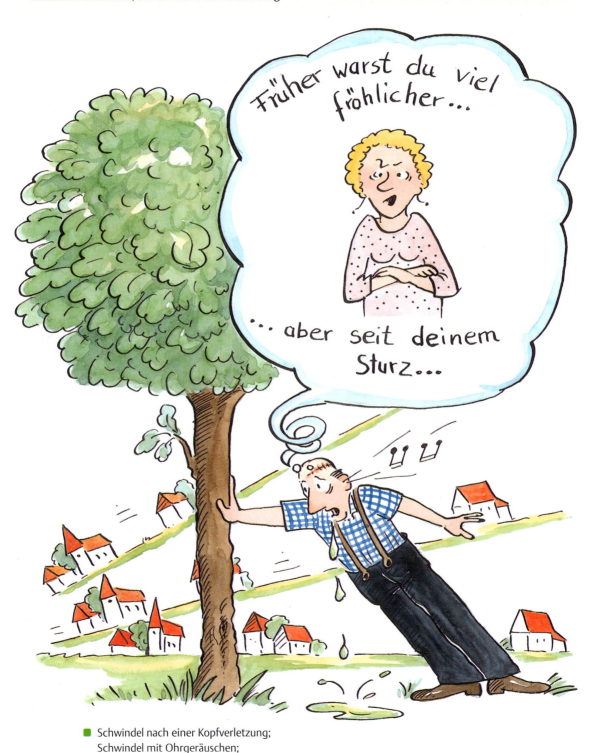

- Schwindel nach einer Kopfverletzung; Schwindel mit Ohrgeräuschen; Fallneigung nach rechts.

Theridion curassavicum (Westindische Feuerspinne)

Der für Theridion typische Schwindel entsteht häufig bei überempfindlichen und leicht erregbaren Patienten. Sie sind nervös, äußerst geräuschempfindlich, schlafen schlecht und neigen zu Hysterie. Der Schwindel entwickelt sich in der Folge dieses übererregten Nervensystems und tritt vor allem durch Geräusche, beim Schließen der Augen und bei Bewegungen auf. Den Patienten wird durch den Schwindel sehr übel, und sie müssen sich teilweise dann sogar auch übergeben.

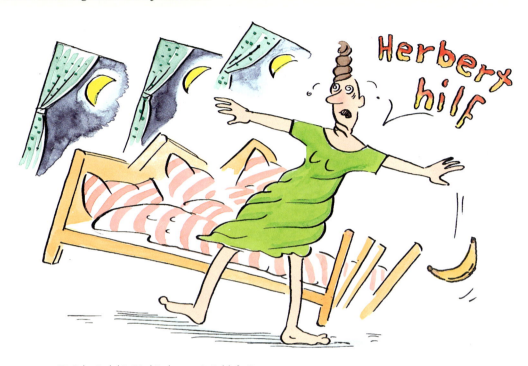

- Schwindel in Verbindung mit Schlafstörungen.

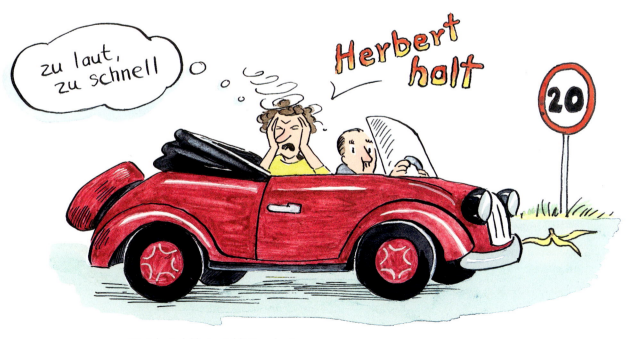

- Schwindel beim Schließen der Augen, schlimmer durch Lärm und Bewegung.

Schlafstörungen

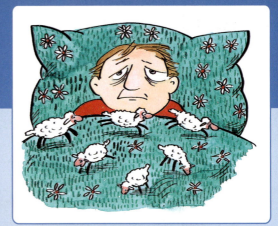

werden in Einschlafstörungen, Durchschlafstörungen und morgendliches Früherwachen unterteilt. Sie sind oft nur ein Symptom einer größeren gesundheitlichen Störung und werden von vielen unterschiedlichen Faktoren begünstigt. So spielen hierfür neben der Ernährung, der Einnahme von Medikamenten und dem allgemeinen Lebenswandel auch lagebedingte Störfelder und die Qualität des Schlafplatzes eine große Rolle. Darüber hinaus sind Schlafstörungen eine häufige Folge von seelischen Belastungen oder auch körperlichen Krankheiten (z. B. von Herzkrankheiten oder dem *Restless-Legs*-Syndrom).

> **Wichtige Arzneimittel für Patienten, die unter Schlafstörungen leiden:**
>
> Coffea cruda, Nux vomica, Staphisagria, Sulfur, Zincum metallicum

Weitere mögliche Arzneimittel:

Carcinosinum (Nosode, hergestellt aus Brustkrebsgewebe)

- Schlaflosigkeit bei Kindern
- Schlaflage: auf Knien und Brust
- schlaflos durch Erregung, Erwartungsspannung und Gedankenandrang

Cocculus indicus (Kockelsamen)

- Schlaflosigkeit
- Schlafstörungen durch Schlafmangel/Nachtwachen
- zunehmende Schwäche durch Schlafmangel aufgrund der besorgten Pflege um einen kranken Menschen

Medorrhinum (Nosode, hergestellt aus Trippersekret)

- Schlaflosigkeit bei Kindern: „Das Kind spielt und lacht."
- will einfach nicht schlafen, gegen Abend „geht die Party los"
- Schlaflage: auf Knien und Brust

Natrium muriaticum (Kochsalz)

- schläft nach dem Erwachen nur schlecht wieder ein
- schlaflos durch unangenehme Gedanken und Kummer
- nächtliche Schlafprobleme mit starker Müdigkeit am Tag

Pulsatilla (Küchenschelle)

- schlaflos nach spätem Essen
- schlaflos durch einen Gedanken oder ein Lied, das einfach nicht mehr aus dem Kopf geht
- Schlaflage: oft auf dem Rücken; Arme liegen über dem Kopf oder auf dem Bauch
- unruhiger Schlaf mit häufigem Erwachen und ausgeprägter Müdigkeit am Morgen

Schlafstörungen

Coffea cruda (ungeröstete Kaffeebohnen)

Ein freudiges Ereignis kann bei empfindlichen Menschen zu einer krankhaften Übererregung des Nervensystems führen. Diese äußert sich oft durch Zittern, Herzklopfen, Durchfall und Schmerzen, aber ebenfalls auch durch eine heftig erregte Gedankenflut, infolge derer die Patienten dann nur schlecht zur Ruhe kommen können. Sie haben große Schwierigkeiten einzuschlafen und erinnern dadurch deutlich an die anregende Wirkung des Kaffees.

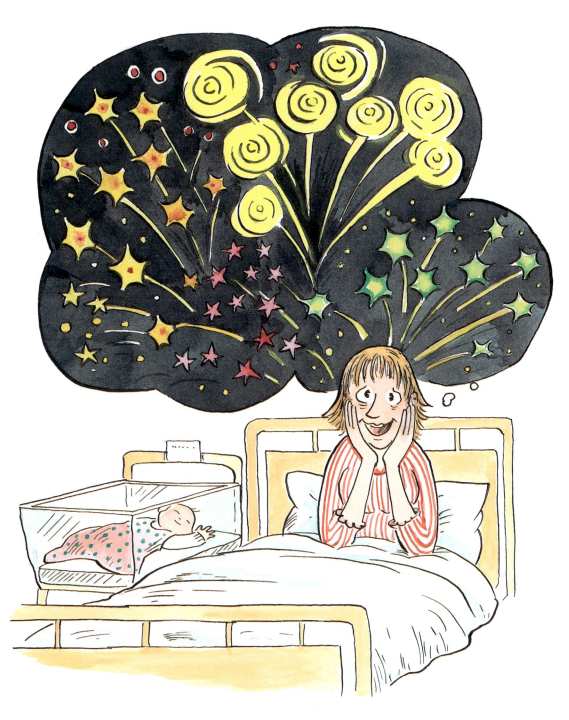

- Schlaflosigkeit durch übermäßige Freude.

Schlafstörungen

Nux vomica (Brechnuss)

Die anstrengenden und nervenaufreibenden beruflichen Überlastungen der heutigen Zeit führen häufig zu einem Nux-vomica-Zustand, der sich unter anderem durch Schlafstörungen bemerkbar macht. Hierbei erwachen die Patienten typischerweise gegen 3 Uhr oder 4 Uhr und können aufgrund eines nun einsetzenden Gedankenandrangs – bei dem sich alles um geschäftliche Themen dreht – nicht gut weiter schlafen. Am Tag leiden die Patienten dann natürlich unter dem Schlafmangel, sind sehr müde und müssen sich durch Kaffee erst wieder aufputschen.

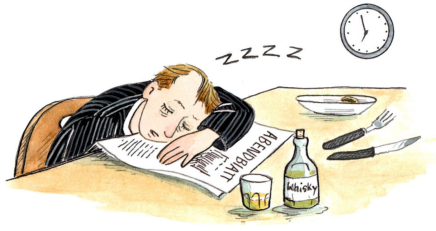

● Erschöpfte und überarbeitete Patienten.

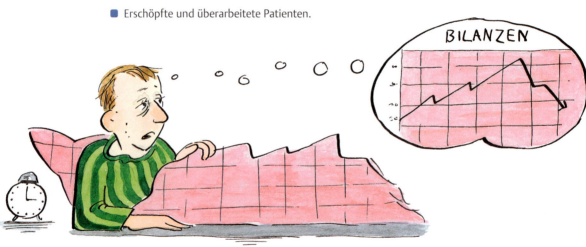

● Schlafstörungen durch Gedanken an ihr Geschäft oder ihren Beruf; Patient kann lange nicht weiterschlafen …

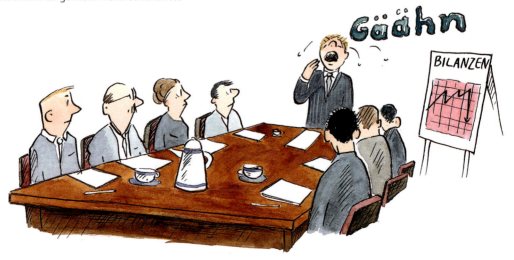

● … und ist dann am Morgen noch lange sehr müde.

Staphisagria (Rittersporn)

Das Unterdrücken von Wut und Empörung nach einer Auseinandersetzung kann zu einem akuten Staphisagria-Zustand führen, der sich auch durch Schlafstörungen bemerkbar macht. Der Patient wälzt sich ruhelos im Bett umher und findet vor lauter zornigem Gedankenandrang einfach keine Entspannung. Ein weiterer Grund für die Schlafstörungen von Staphisagria-Patienten kann durch ihre starken sexuellen Phantasien entstehen, bei denen sie durch lüsterne Gedanken und deren Befriedigung lange nicht zur Ruhe kommen.

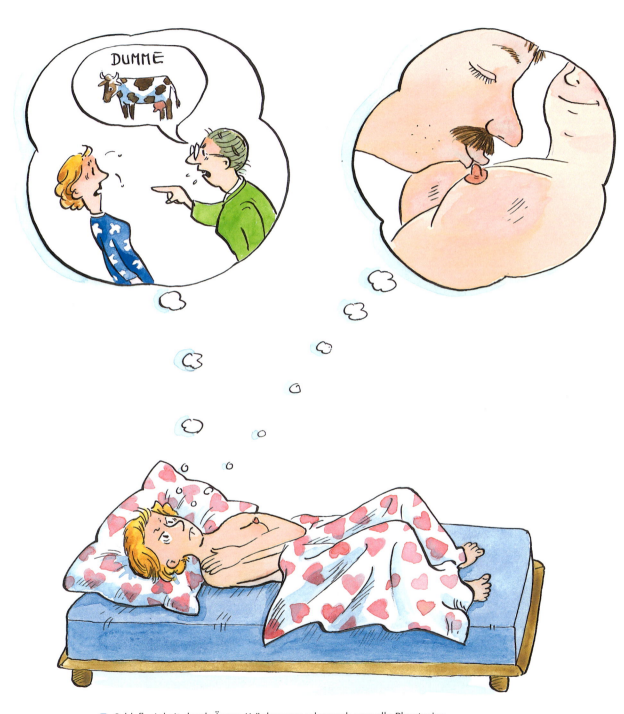

Schlaflosigkeit durch Ärger, Kränkungen oder auch sexuelle Phantasien.

Schlafstörungen

Sulfur (Schwefel)

Aufgrund ihrer meist sehr warmen Körpertemperatur können Sulfur-Patienten durch die zusätzlich entstehende Bettwärme häufig nur schwer in einen erholsamen Schlaf abgleiten.
Der „Sulfur-Schlaf" ist daher (neben einigen anderen Gründen) sehr oberflächlich und verhindert ein entspanntes Durchschlafen. Am folgenden Tag sind die Patienten dann sehr müde und können aber trotz dieser angestauten Müdigkeit in der kommenden Nacht erneut wieder nur schwer in den Schlaf finden.

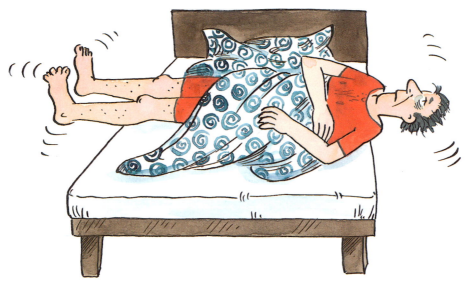

- Schlafstörungen in einer warmen Umgebung oder durch Bettwärme.

- Patient schläft lange nicht ein …
- … schläft nur oberflächlich …
- … und erwacht schon durch kleinste Geräusche.

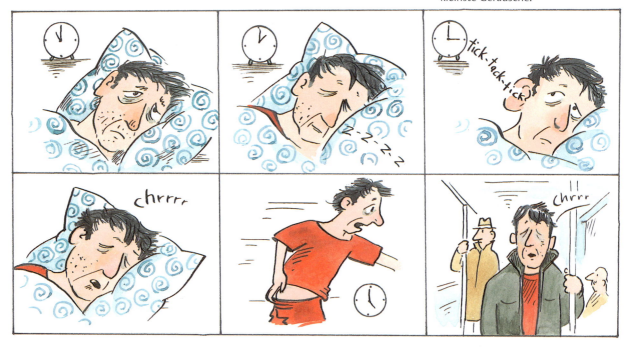

- Nachdem er dann doch mal schläft …
- … erwacht er um 5 Uhr mit heftigem Stuhldrang …
- … und ist am Tag noch lange müde.

Zincum metallicum (Zink)

Eine häufige Ursache für die Schlaflosigkeit ist hier unter anderem die totale berufliche Überbeanspruchung. Die Zincum-Patienten gönnen sich keine Ruhe, arbeiten ständig und überfordern damit ihr Nervensystem, das dann auch im Schlaf einfach nicht richtig entspannen kann. Infolge dieser „Überspannung" kommt es zu muskulären Entladungen, die vor allem an den Beinen und Füßen zu unangenehmen Zuckungen und einer damit verbundenen andauernden Ruhelosigkeit der Glieder führen.

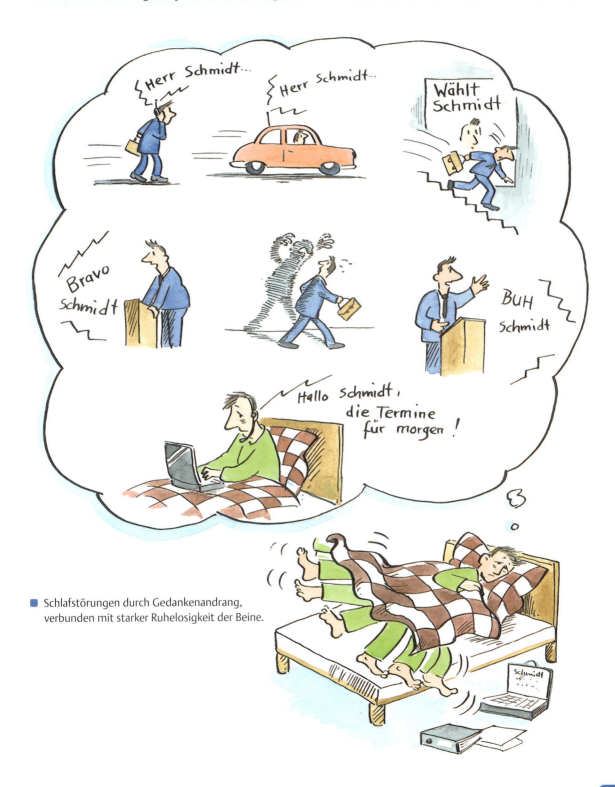

- Schlafstörungen durch Gedankenandrang, verbunden mit starker Ruhelosigkeit der Beine.

Literatur

Allen C: Grundzüge und Characteristika der Materia Medica mit Nosoden. Radar-Enzyklopaedia Homöopathica. Version 9.0. Assese: Archibel; 2004.

Boericke W: Handbuch der homöopathischen Materia Medica. 1. Aufl. Heidelberg: Haug; 1992.

Clarke JH: Der neue Clarke. Enzyklopädie für den homöopathischen Praktiker. Radar-Enzyklopaedia Homöopathica. Version 9.0. Assese: Archibel; 2004.

Cowperthwaite AC: Charakteristika hömöopathischer Arzneimittel. 1. Aufl. Stuttgart: Haug; 2002.

Durst J: Chirurgie Compact Lehrbuch. 1. Aufl. Stuttgart: Schattauer; 1994.

Enders N: Bewährte Anwendung der homöopathischen Arznei. Bd. 1. 3. Aufl. Heidelberg: Haug; 1999.

Endres P: Checkliste Pneumologie. 1. Aufl. Stuttgart: Thieme; 1987.

Farrington EA: Klinische Arzneimittellehre. Radar-Enzyklopaedia Homöopathica.Version 9.0. Assese: Archibel; 2004.

Gawlik W: 275 bewährte Indikationen aus der homöopathischen Praxis. 1. Aufl. Stuttgart: Hippokrates; 2004.

Geißler J, Quak T (Hrsg.): Leitfaden Homöopathie. 1. Aufl. München: Urban & Fischer; 2005.

Hahnemann S: Reine Arzneimittellehre. Radar-Enzyklopaedia Homöopathica. Version 9.0. Assese: Archibel; 2004.

Hering C: Leitsymptome unserer Materia Medica. Radar-Enzyklopaedia Homöopathica. Version 9.0. Assese: Archibel; 2004.

Hering C: Kurzgefasste Arzneimittellehre. Radar-Enzyklopaedia Homöopathica. Version 9.0. Assese: Archibel; 2004.

Hering C: Constantin Hering's homöopathischer Hausarzt. Nachdruck. Hamburg: B.von der Lieth, Verlag für homöopathische Literatur; 1997.

Imhäuser H: Homöopathie in der Kinderheilkunde. 12. Aufl. Heidelberg: Haug; 1995.

Köhler G: Lehrbuch der Homöopathie. Bd. 2. 4. Aufl. Stuttgart: Hippokrates; 1998.

Kruzel T: Erste Hilfe Handbuch Homöopathie. 2. Aufl. Stuttgart: Haug; 2000.

Liem T: Praxis der Kraniosakralen Therapie – Lehrbuch. 1. Aufl. Stuttgart: Hippokrates; 2003.

Liem T: Kraniosakrale Therapie – Ein praktisches Lehrbuch. 1. Aufl. Stuttgart: Hippokrates; 1998.

Lippe A: Handbuch homöopathischer Charakteristika. 1. Aufl. Stuttgart: Haug; 2003.

Mateu i Ratera M: Erste Hilfe durch Homöopathie. 1. Aufl. Greifenberg: Hahnemann Institut; 1997.

Mezger J: Gesichtete Homöopathische Arzneimittellehre. Bd. 1+2. 10. Aufl. Stuttgart: Haug; 1993.

Morrison R: Handbuch der homöopathischen Leitsymptome und Bestätigungssymptome. 2. Aufl. Groß Wittensee: Kröger; 1997

Morrison R: Handbuch der Pathologie zur homöopathischen Differentialdiagnose. 1. Aufl. Groß Wittensee: Kröger; 1999.

Müller KJ: Cimicifuga. 2. Aufl. Zweibrücken: Eigenverlag; 1998.

Müller KJ: Argentum nitricum. 2. Aufl. Zweibrücken: Eigenverlag; 1995.

MSD Manual. 5. Aufl. München: Urban & Schwarzenberg; 1993.

Nash EB: Leitsymptome in der homöopathischen Therapie. Leipzig: Verlag Dr. Willmar Schwabe; 1935.

Schroyens F: Synthesis. Radar-Enzyklopaedia Homöopathica. Version 9.0. Assese: Archibel; 2004.

Sökeland J: Urologie. 11. Aufl. Stuttgart: Thieme; 1993.

TIM-Thiemes Innere Medizin. 1. Aufl. Stuttgart: Thieme; 1999.

Vermeulen F: Synoptische Materia Medica. Bd. 1. 2. Aufl. Groß Wittensee: Kröger; 1998.

Vithoulkas G: Materia Medica Viva. Bd. 6. 1. Aufl. Göttingen: Burgdorf; 1995.

Vithoulkas G: Materia Medica Viva. Bd. 7. 1. Aufl. Göttingen: Burgdorf; 1995.

Vithoulkas G: Materia Medica Viva. Bd. 8. 1. Aufl. Göttingen: Burgdorf; 1996.

Vithoulkas G: Materia Medica Viva. Bd. 9. 1. Aufl. Göttingen: Burgdorf; 2002.

Voegeli A: Homöopathie bei rheumatischen Erkrankungen. 8. Aufl. Stuttgart: Haug; 2006.

Voegeli A: Leit- und wahlanzeigende Symptome der Homöopathie. 5. Aufl. Stuttgart: Haug; 2002.

Indikationsverzeichnis

A

Allergien 15
Arthropathie s. Gelenkerkrankungen

B

Bettnässen 120
Blähungen 114
Blasenentzündung 132

C

Combustio s. Verbrennung

D

Dentitio difficilis s. Zahnungsbeschwerden
Diarrhöe s. Durchfallerkrankungen
Distorsion s. Verstauchung
Dorsalgie s. Rückenschmerzen
Durchfallerkrankungen 108
Dyssomnie s. Schlafstörungen

E

Emesis s. Erbrechen
Enuresis s. Bettnässen
Erbrechen 96

F

Flatulenz s. Blähungen
Fraktur s. Knochenbruch

G

Gastralgie s. Magenschmerzen
Gelenkerkrankungen 67

H

Harnwegentzündung 132
Hitzschlag 168
Husten 45

I

Insolation s. Sonnenstich
Ischialgie s. Rückenschmerzen

K

Kinetose s. Reisekrankheit
Knochenbruch 150
Kontusion s. Prellung
Kopfschmerzen 4

L

Lumbalgie s. Rückenschmerzen

M

Magenschmerzen 90
Mandelentzündung 21
Mittelohrentzündung 33
Muskelkrämpfe 78

N

Nasennebenhöhlenentzündung 27
Nausea s. Erbrechen

O

Obstipation s. Verstopfung
Operationstrauma 156
Otitis media s. Mittelohrentzündung

P

Pharyngitis s. Rachenentzündung
Prellung 138
Prostataadenom s. Prostataerkrankungen
Prostataerkrankungen 126
Prostatitis s. Prostataerkrankungen

R

Rachenentzündung 21
Reisekrankheit 180
Rückenschmerzen 56

S

Schlafstörungen 192
Schwindel 186
Sehnenentzündung 84
Sehnenscheidenentzündung 84
Sinusitis s. Nasennebenhöhlenentzündung
Solarasphyxie s. Hitzschlag
Sonnenstich 168
Spasmen s. Muskelkrämpfe

T

Tendinitis s. Sehnenentzündung
Tendovaginitis s. Sehnenscheidenentzündung
Tonsillitis s. Rachenentzündung
Tussis s. Husten

U

Übelkeit 96
Urethritis s. Harnwegentzündung

V

Verbrennung 162
Verstauchung 144
Verstopfung 102
Vertigo s. Schwindel
Vulnus s. Wunde

W

Wunde 174

Z

Zahnungsbeschwerden 39
Zephalgien s. Kopfschmerzen
Zystitis s. Blasenentzündung

Arzneimittelverzeichnis

A

Acidum benzoicum 68
Aconitum napellus 21, 27, 33, 132, 151, 156, 162, 169, 174
Actaea spicata 67
Aesculus hippocastanum 57
Aethusa cynapium 97
Agaricus muscarius 85, 168
Allium cepa 16
Aloe s. Aloe socotrina
Aloe socotrina 109
Alumina 103
Ambra 104
Amylenum nitrosum 168
Amylnitrit s. Amylenum nitrosum
Anacardium orientale 84
Antimonium crudum 91, 168
Antimonium tartaricum 45
Apis mellifica 17, 22, 67, 84, 162, 175
Argentum metallicum 69
Argentum nitricum 110, 115, 180
Arnica montana 139, 144, 150, 157, 174
Arsenicum album 18, 27, 90, 96, 111, 163
Arsenicum jodatum 15
Arsentrijodid s. Arsenicum jodatum
Arum triphyllum 15
Augentrost s. Euphrasia officinalis
Austernschalenkalk s. Calcium carbonicum

B

Bärlapp s. Lycopodium clavatum
Basisches Wismutnitrat s. Bismuthum subnitricum
Beinwurz s. Symphytum officinale
Belladonna 5, 21, 27, 34, 56, 170
Bellis perennis 140
Benzoesäure s. Acidum benzoicum
Berberis vulgaris 58, 132
Berberitze s. Berberis vulgaris
Bergkristall s. Silicea
Bergwohlverleih s. Arnica montana
Bilsenkraut s. Hyoscyamus
Bismuthum subnitricum 90
Bittersüß s. Dulcamara
Blei s. Plumbum metallicum
Borax veneta 181, 187
Brechnuss s. Nux vomica
Brechweinstein s. Antimonium tartaricum
Brechwurz s. Veratrum album
Brechwurzel s. Ipecacuanha
Breitwegerich s. Plantago major
Bryonia alba 4, 46, 67, 86, 90, 138, 144, 152, 156, 186
Buchenholzkohlenteer s. Kreosotum
Bufo rana 174
Buntfarbige Schwertlilie s. Iris versicolor
Buschmeisterschlange s. Lachesis muta

C

Calcium carbonicum 39, 79, 105, 145
Calcium fluoricum 70
Calcium phosphoricum 39, 153
Calciumfluorid s. Calcium fluoricum
Calciumphosphat s. Calcium phosphoricum
Calendula officinalis 150, 162, 176
Cannabis sativa 132, 146
Cantharis 133, 164
Capsicum annuum 33
Carbo vegetabilis 116, 138, 156, 171
Carbolicum acidum 162, 174
Carcinosinum 192
Caulophyllum thalictroides 71
Causticum 47, 72, 80, 120, 156, 165
Cayennepfeffer s. Capsicum annuum
Chamomilla matricaria 35, 40
Cheiranthus cheiri 41
Chelidonium majus 92
Chimaphila umbellata 127
China officinalis 117, 156
Chinarindenbaum s. China officinalis
Chininum sulfuricum 186
Cimicifuga 6, 56
Cina maritima 39
Cinnabaris 27
Cistus canadensis 23
Cocculus indicus 182, 192
Coccus cacti 48
Coffea cruda 193
Colchicum autumnale 73, 96, 114, 183
Colocynthis 59, 78, 93
Conium maculatum 128, 141, 188
Croton tiglium 108
Cuprum metallicum 45, 81, 168

D

Dioscorea villosa 94
Drosera rotundifolia 45
Dulcamara 15, 21, 74, 132
Durchwachsener Wasserhanf s. Eupatorium perfoliatum

E

Echte Kamille s. Chamomilla matricaria
Eisenphosphat s. Ferrum phosphoricum
Equisetum hyemale 121, 134
Eupatorium perfoliatum 150
Euphrasia officinalis 19

F

Ferrum phosphoricum 33
Fliegenpilz s. Agaricus muscarius
Fluoricum acidum 39
Flusssäure s. Fluoricum acidum
Frauenwurzel s. Caulophyllum thalictroides

G

Gänseblümchen s. Bellis perennis
Gartenraute s. Ruta graveolens
Gartenrettich s. Raphanus sativus
Gartenringelblume s. Calendula officinalis
Gefleckter Schierling s. Conium maculatum

Arzneimittelverzeichnis

Gelber Jasmin   s. Gelsemium
Gelber Phosphor   s. Phosphorus
Gelbes Quecksilber   s. Mercurius jodatus flavus
Gelsemium   4, 15, 172
Gemeine Rosskastanie   s. Aesculus hippocastanum
Gerösteter Meerschwamm   s. Spongia tosta
Giftsumach   s. Rhus toxicodendron
Glaubersalz   s. Natrium sulfuricum
Glonoinum   7, 173
Gnaphalium polycephalum   60
Goldlack   s. Cheiranthus cheiri
Grießwurz   s. Pareira brava

H

Hahnemanns Ätzstoff   s. Causticum
Hamamelis virginiana   166
Hanf   s. Cannabis sativa
Hepar sulfuris   21, 28, 36, 138
Herbstzeitlose   s. Colchicum autumnale
Holzkohle   s. Carbo vegetabilis
Honigbiene   s. Apis mellifica
Hundspetersilie   s. Aethusa cynapium
Hydrastis canadensis   27
Hyoscyamus   49, 120
Hypericum perforatum   150, 158, 177

I

Ignatia amara   4, 50, 78
Ignatiusbohne   s. Ignatia amara
Ipecacuanha   98, 180
Iris versicolor   8

J

Johanniskraut   s. Hypericum perforatum

K

Kalium bichromicum   29, 95
Kalium carbonicum   61
Kalium jodatum   62
Kaliumbichromat   s. Kalium bichromicum
Kaliumcarbonat   s. Kalium carbonicum
Kaliumjodid   s. Kalium jodatum
Kalkschwefelleber   s. Hepar sulfuris
Kalmia latifolia   75
Kanadische Blutwurzel   s. Sanguinaria canadensis
Kanadische Gelbwurz   s. Hydrastis canadensis
Kanadische Zistrose   s. Cistus canadensis
Karbolsäure   s. Carbolicum acidum
Kermesbeere   s. Phytolacca decandra
Kleine Brennnessel   s. Urtica urens
Kochsalz   s. Natrium muriaticum
Kockelsamen   s. Cocculus indicus
Koloquinte   s. Colocynthis
Krätze-Nosode   s. Psorinum
Krauser Ampfer   s. Rumex crispus
Kreosotum   42, 122
Kröte   s. Bufo rana
Krotonölsamen   s. Croton tiglium
Küchenschelle   s. Pulsatilla
Küchenzwiebel   s. Allium cepa
Kupfer   s. Cuprum metallicum

L

Lachesis muta   24, 51, 56, 108, 142, 144
Läusekraut   s. Sabadilla officinalis
Lebensbaum   s. Thuja occidentalis
Ledum palustre   76, 84, 138, 144, 150, 178
Lungenflechte   s. Sticta pulmonaria
Lycopodium clavatum   21, 33, 102, 118, 126

M

Magnesium carbonicum   82, 120
Magnesium muriaticum   120
Magnesiumchlorid   s. Magnesium muriaticum
Magnesium phosphoricum   63, 83, 114
Magnesiumcarbonat   s. Magnesium carbonicum
Magnesiumphosphat   s. Magnesium phosphoricum
Maiapfel   s. Podophyllum
Malakkanuss   s. Anarcadium orientale
Medorrhinum   77, 192
Melilotus officinalis   9
Mercurius corrosivus   112, 135
Mercurius jodatus flavus   25
Mercurius jodatus ruber   25
Mercurius solubilis   30, 37
Millefolium   138
Muskatnuss   s. Nux moschata

N

Natrium boraticum   s. Borax veneta
Natrium carbonicum   119, 168
Natrium muriaticum   10, 15, 56, 102, 120, 189, 192
Natrium sulfuricum   4, 108, 114, 190
Natriumcarbonat   s. Natrium carbonicum
neutrales Chininsulfat   s. Chininum sulfuricum
Nitroglyzerin   s. Glonoinum
Nosode, hergestellt aus Brustkrebsgewebe   s. Carcinosinum
Nosode, hergestellt aus Trippersekret   s. Medorrhinum
Nux moschata   184
Nux vomica   4, 52, 56, 78, 90, 99, 102, 132, 186, 194

O

Opium   102, 159

P

Pareira brava   129
Petersilie   s. Petroselinum sativum
Petroleum   185
Petroselinum sativum   136
Phosphoricum acidum   120
Phosphorsäure   s. Phosphoricum acidum
Phosphorus   53, 90, 100, 160, 179, 186
Phytolacca decandra   26, 43, 87
Plantago major   123
Platinum metallicum   144
Platin   s. Platinum metallicum
Plumbum metallicum   64, 106
Podophyllum   113
Psorinum   124
Pulsatilla   11, 38, 67, 96, 126, 192

201

Arzneimittelverzeichnis

Q

Quecksilber s. Mercurius solubilis
Quecksilberchlorid s. Mercurius corrosivus

R

Radium bromatum 162
Radiumbromid s. Radium bromatum
Raphanus sativus 114
Rhabarber s. Rheum palmatum
Rheum palmatum 44
Rhododendron chrysantum 88
Rhus toxicodendron 65, 67, 84, 147
Rittersporn s. Staphisagria
Röntgenstrahlen s. X-Ray
Rotes Quecksilber s. Mercurius jodatus ruber
Rumex crispus 54
Rundblättriger Sonnentau s. Drosera rotundifolia
Ruta graveolens 89, 138, 144, 154

S

Sabadilla officinalis 20
Sabal serrulata 130
Sanguinaria canadensis 55, 84
Sarsaparilla officinalis 137
Sarsaparillawurzel s. Sarsaparilla officinalis
Schafgarbe s. Millefolium
Schildlaus s. Coccus cacti
Schlafmohn s. Opium
Schöllkraut s. Chelidonium majus
Schwarzer Spießglanz s. Antimonium crudum
Schwefel s. Sulfur
Schwefelsäure s. Sulfuricum acidum
Sekret des Pottwals s. Ambra
Selen s. Selenium

Selenium 131
Sepia 12, 96, 102, 125, 126, 180, 186
Sibirische Schneerose s. Rhododendron chrysantum
Silber s. Argentum metallicum
Silbernitrat s. Argentum nitricum
Silicea 31, 33, 39, 107
Spanische Fliege s. Cantharis
Spigelia anthelmia 13
Spongia tosta 45
Stannum metallicum 78
Staphisagria 126, 132, 156, 174, 195
Steinklee s. Melilotus officinalis
Steinöl s. Petroleum
Sticta pulmonaria 32, 148
Strontium carbonicum 149, 161
Strontiumcarbonat s. Strontium carbonicum
Sturmhut s. Aconitum napellus
Sulfur 108, 114, 196
Sulfuricum acidum 143
Sumpfporst s. Ledum palustre
Symphytum officinale 155

T

Tabacum 101, 180
Tabak s. Tabacum
Tellur s. Tellurium metallicum
Tellurium metallicum 66
Theridion curassavicum 168, 180, 191
Thuja occidentalis 14, 126
Tintenfisch s. Sepia
Tollkirsche s. Belladonna
Tonerde s. Alumina

U

ungeröstete Kaffeebohnen s. Coffea cruda
Urtica urens 167

V

Veratrum album 78, 96, 108
Virginische Zaubernuss s. Hamamelis virginiana

W

Wanzenkraut s. Cimicifuga
Weißes Arsenik s. Arsenicum album
Weiße Nießwurz s. Veratrum album
Weiße Zaunrübe s. Bryonia alba
Westindische Feuerspinne s. Theridion curassavicum
Wilde Zitrone s. Podophyllum
Winterlieb s. Chimaphila umbellata
Winterschachtelhalm s. Equisetum hyemale
Wollkraut s. Gnaphalium polycephalum
Wurmkraut s. Spigelia anthelmia
Wurmsamen s. Cina maritima

X

X-Ray 162

Z

Zehrwurzel s. Arum triphyllum
Zincum metallicum 197
Zink s. Zincum metallicum
Zinn s. Stannum metallicum
Zinnober s. Cinnabaris
Zottige Yamswurzel s. Dioscorea villosa
Zwergsägepalme s. Sabal serrulata